JN431087

수정 3판

퇴계선생 건강법

활인심방

이 동 한 편역

교육과학사

▷ 이 동 한(李東翰)

서울대학교 사범대학 교육학과를 졸업하고
「자료흐름 그래프를 이용한 구문분석 모형설계」로
성균관대학교에서 경제학박사 학위를 받고 전북대학교,
충북대학교에서 재직, 정년퇴직하여 명예교수로 있다.
저서 : 「프로그래밍의 원리」, 「전자계산기 개론」, 「시뮬레이션」
논문 : 「행정베이스 설계」, 「정보화사회의 종교적 성찰」
역서 : 「성학십도(공역)」, 「매화시(공역)」 등

퇴계선생 건강법
활인심방(活人心方)

발행일 / 단기 4334(2001)년 9월 25일 1판 발행
단기 4336(2003)년 2월 15일 수정판 발행
단기 4338(2005)년 5월 15일 수정2판 1쇄 발행
단기 4344(2011)년 8월 10일 수정3판 1쇄 인쇄
단기 4344(2011)년 8월 15일 수정3판 1쇄 발행
편역자 / 이 동 한
발행자 / 김 동 규
발행처 / 교육과학사
주소 / 경기도 파주시 교하읍 문발리 파주출판문화정보산업단지 514-5
전화 / 031-955-6956~8
팩스 / 031-955-6037
홈페이지 / www.kyoyookbook.co.kr
등록 / 1970년 5월 18일 제2-73호

정가 14,000 원
ISBN 978-89-254-0501-8

※ 편역자와의 협의에 의해 인지를 생략합니다.
※ 이 책의 무단 전재와 복제를 금합니다.

차 례

제목 풀이

활인심방 活人心方 活人이 되는 으뜸 건강법

活 살릴활 人 사람인 心 근본심 方 술법방

【活人】 목숨을 다하는 순간까지 병 없이 건강한 육체와 온전한 정신으로 살아가는 사람 【心方】 으뜸 건강법

인간이 육체적으로 건강하며 온전한 정신으로 살아가려면 어떻게 해야 하는가. 어떤 처방이 있는가. 특히 육체적인 질병과 정신적인 괴로움에 시달리고 있는 현대인에게 있어서 이 문제는 매우 절실하다. 생리적으로 질병의 고통 속에서 살아간다는 것은 인간 본래의 모습은 아니다.

질병은 단순히 물리적인 작용에 의해서만 일어나는 것이 아니며 다분히 정신적인 면에 있어서 어떤 결함이 있다는 사실에 우리는 주목하지 않을 수 없다. 이런 점에 기초한 《활인심방》은 마음으로 닦는 수양법으로서 바른 견해 〈정견正見〉과 온전한 마음 〈정심定心〉을 길러 자기 본래의 순수한 마음 〈정심靜心〉으로 돌아가는 자기 노력이며 생활이다. 그러므로 활인심방 따로 있고 생활 따로 있는 것이 아니다.

이런 사실에 유의하여 사람이 주어진 자기 목숨이 다할 때까지 병 없이 천수를 누리도록 하는 방법에 대해 《활인심방》은 친절히 말하고 있다. 그러므로 《활인심방》은 의술醫術이 감당하지 못하는 병적인 삶을 교정해 주는 좋은 지침서가 될 수 있다.

《활인심방》이란 어떤 책인가

중국 명明 나라 태조 주원장朱元璋의 아들로 주권朱權이란 사람이 있었다. 그는 만년에 도교에 뜻을 두었는데 자호自號를 현주도인玄洲道人 함허자涵虛子 구선臞仙 단구丹丘 선생 등으로 불렀다. 그 사람은 재주가 있어 《한당비사漢唐秘史》 등 수십 종의 책을 펴냈다. 그는 의가醫家와 선가仙家의 여러 가지 말을 모아서 《활인심活人心》이라는 상, 하 두 권으로 된 책을 엮었다. 그는 인간의 병의 뿌리는 마음에서 비롯되므로 마음을 잘 다스리는 것이 건강의 비결이라고 했다. 활인으로 살아가는 마음으로 닦는 의술이라는 뜻에서 아마도 이렇게 이름을 붙였다고 생각 된다.

이 책을 퇴계 선생께서 친히 베끼시고 새로이 '方'자를 붙여 《활인심방活人心方》이라고 했다. 선생께서는 이 책에 담은 내용을 활심活心과 양성養性의 방편으로 삼는다는 뜻에서 '方'자를 쓰시고 이를 애용하셨을 것으로 생각된다. 그리고 이 책의 내용은 퇴계 선생의 후대에까지 커다란 영향을 주었다. 그래서 선비들은 공부와 일상생활에 이를 많이 활용하였다고 한다.

이 책에는 구체적인 심신수련 방법으로 도인법導引法이라는 것이 있다. '導'는 우주의 원기를 나에게 끌어드린다는 뜻이다. 그리고 '引'은 몸의 굴신 운동으로 우주에서 끌어 드린 원기를 내 몸 속에 원활히 유통시킨다는 뜻이다. 따라서 이 《활인심방》에서는 육체적인 수련만을 목적으로 하는 것만이 아니고 마음을 어떻게 다스려야 하는가에 대한 공부도 매우 중요하다고 하며 그 방법에 대해서도 적고 있다. 사람에게는 몸과 마음이 있고 이 두 가지가 하나로 작용하고 있기 때문에 마음과 몸을 다 함께 다스려야 건강하게 살 수 있을 것이다.

편역자의 말

《活人心方》을 우리말로 번역한 책은 이미 여러 권 나왔다. 그러나 원문의 어휘를 하나하나 설명해 가면서 번역해 놓은 책은 아직 보지 못했다. 편역자는 이런 점을 안타깝게 생각하여 옛 글에 익숙하지 못한 지금의 한글세대에게 잘 이해될 수 있도록 원문을 우리말로 자세하게 풀이했다.

이 책에 실려 있는 내용을 잘 이해하고 부지런히 실천한다면 분주한 일상생활에 쫓기고 있는 현대인이 각자의 정신 건강을 지키는 데 있어서도 상당한 도움을 얻지 않을까 생각하는 바이다.

돈을 잃으면 조금 잃은 것이고 건강을 잃으면 인생의 전부를 잃는다는 말이 있다. 정말이다. 잃어버린 건강은 억만금을 준다 하더라도 되찾을 수 없다. 온 천하를 좌지우지하는 권력자라도 잃어버린 건강을 회복하는 데는 속수무책이다. 그렇다면 어떻게 해야 하는가. 현대는 의술이 고도로 발달되고 있으나 병원에서 모든 병을 다 고쳐 준다고 믿는 사람은 아무도 없다. 그러면서도 요즈음에는 병원에 환자들이 몰려 문전성시를 이루고 있다. 근본적으로 병은 자기 처방이 없이는 치유될 수 없기 때문에 활인심방과 같은 수양 방법을 생활화하는 것이 바람직할 것이다.

《활인심방》을 실천하는 데 있어서는 별도의 시간과 돈이 필요 없다. 누구나 마음만 있으면 다 가능하다. 꾸준히 노력한다면 옛날의 심신수련법이 과학이 고도로 발달된 오늘에 오히려 소중한 건강법이 될 것으로 생각한다. 개인의 건강이 전 사회의 건전성과 안전을 가져온다는 점에도 유의해야 할 것이다.

편역자

이 동 한

1 마음이 편안하면 병이 없다

병은 마음에서 생긴다. 마음을 고요히 하면 성품이 안정 되고 감정이 순화되어 병이 발생하지 않는다. 여기에서는 특히 이 점을 강조하고 있다.

활인심서活人心序

인간이 태초의 원기를 잃음으로서 질병이 발생하기 시작했다. 의원은 병이 발생한 후에 생약生藥이나 침針으로 치료한다. 그러나 병의 원인은 마음에 있으므로 성인聖人은 마음을 다스려 병이 나지 않도록 사전에 예방한다.

세상에는 의술에 관한 책이 수없이 많이 있으나 인간의 질병을 근본적으로 치료하며 재앙을 물리칠 수 있는 가르침은 별로 없어 도움이 되지 못한다.

지금 이 책에 있는 내용은 많지는 않으나 병의 원인을 근본적으로 제거하고 신선神仙과 같이 살아갈 수 있는 방법이 적혀 있으므로 일반인에게 크게 도움이 될 것이다. 그러나 이 책의 내용을 생활화 해야만 효과를 얻을 수 있을 것이다.

활인심서 活人心序 活人心의 머리말

序 머리말서

【序】 책의 머리말. 책의 첫머리에 편찬의 유래와 내용 등을 간단히 적는 글을 서문序文 또는 서문敍文이라 한다.

1-1 昔在太昊之先 軒岐未曾有
석재태호지선에는 헌기미증유하니라

옛날 태호씨가 세상에 나오기 전에는 병을 고치는 의술은 일찍이 없었다.

昔 옛석 在 있을재. 여기서는「～에」의 뜻 太 클태 昊 하늘호 之 어조사지 先 먼저선 軒 난간헌 岐 갈림길기 未 아닐미 曾 일찍증 有 있을유

【昔】 옛날에 【太昊】 고대 중국의 신화 전설상의 인물. 복희씨伏羲氏와 동일 인물이라는 설도 있다. 고대 중국의 신화 전설상의 임금으로 복희伏羲, 신농神農, 황제黃帝라는 삼황三皇이 있었다고 한다. 그 중 복희씨는 문자를 만들고 팔괘八卦를 창조해서 천문지리天文地理와 인간의 길흉화복吉凶禍福을 점쳤다고 한다. 【在太昊之先】 태호가 있기 전에 【軒岐】 고대 중국의 신화 전설적 인물인 황제黃帝 헌원씨軒轅氏와 그의 신하 기백岐伯을 말하며 모두 의술醫術의 시조라고 전한다. 기백이란 말은 전轉(바뀔전. 용어가 다른 뜻으로 바뀌는 것)하여 의술이나 의학을 뜻한다 【未曾有】 일찍이 없었다.

1-2 太乙氏之王天下也　調泰鴻之炁　薄滋味
태을씨지왕천하야에는 조태홍지기하고 박자미하고
寡嗜慾　而修長生久視之道　其修養之法
과기욕하야 이수장생구시지도의 기수양지법이
已有矣
이유의니라

태을太乙씨가 세상에 나와 왕 노릇 할 때에는 우주의 원기를 이용하고 음식을 검소하게 먹고 즐기는 욕심을 적게 가져서 무병장수無病長壽의 도道를 닦는 그런 수양 방법이 이미 있었다.

乙 둘째을 王 왕노릇할왕 天 하늘천 下 아래하 也 어조사야(구말句末에 써서 결정의 뜻을 나타냄) 調 고를조 泰 클태 鴻 큰기러기홍 炁 기운기(氣의 古字) 薄 싱거울박 滋 맛있을자 味 맛미 寡 적을과 嗜 즐길기 慾 욕심욕 而 말이을이 修 닦을수 長 기를장 生 날생 久 오래머무를구 視 볼시 道 길도 其 그기 養 기를양 法 법법 已 이미이 矣 어조사의(문장의 끝에 쓰는 조사)

【~之】~가(주격 조사) 【王天下】 왕이 되어 천하를 다스림 【泰鴻】 아주 크다는 것으로 우주 자연을 뜻함 【炁】 도가道家의 글에서는 우리가 일상적으로 호흡하는 공기에는 '기氣'자를 쓰고 대우주의 원기元氣를 나타낼 때는 '기炁'자를 쓴다 【調太鴻之炁】 우주의 원기를 이용함 【滋味】 맛 있고 기름진 음식 【薄滋味】 맛을 싱겁게 취한다. 즉, 음식을 검소하게 먹는다는 뜻 【寡嗜慾】 즐기는 욕심을 적게 가짐 【長生】 삶을 잘 기름 【久視】 오래도록 살아감 【修長生久視之道】 삶을 잘 길러 오래도록 살아가는 도道를 닦음. 즉, 무병장수無病長壽의 도를 닦음 【修養】

품성品性과 지덕智德을 닦음【其修養之法】그런 수양 방법【已有矣】이미 있었다.

1-3 有巢氏 摶生咀華 以和氣血 藥餌之說

유소씨는 박생저화하야 이화기혈하니 약이지설이

已有矣

이유의니라

유소씨有巢氏라는 분은 생물을 잡아 쓰고 풀잎을 씹어 먹으면 기氣의 유통과 혈액 순환을 고르게 한다는 약이藥餌의 치료법을 세상에 내놓았다.

巢 새집소 摶 잡을박 咀 씹을저 華 꽃화 以 써이(어조사) 和 고를화 血 피혈 藥 약쓸약 餌 먹이이 說 말할설

【有巢氏】중국 고대 신화 전설상의 성인. 굽은 나무로 망루(소巢 : 보금자리)를 만들어 인간을 벌레나 짐승들로부터 보호했다고 한다【摶生】생물을 잡아 씀【咀華】풀을 씹어 먹음【以~】~함으로써【和氣血】기氣의 유통과 혈액 순환을 고르게 한다【藥餌】먹이를 약으로 쓰는 것【藥餌之說】먹이를 약으로 쓰는 치료법

1-4 陰康氏時 水瀆陰凝 民疾重墜 乃制舞

음강씨시에 수독음응하야 민질중추하니 내제무하야

以疏氣血 導引之術 已有矣 故 人無夭傷

이소기혈하니 도인지술이 이유의니라 고로 인무요상하니라

음강씨陰康氏 때에는 물이 더럽고 음陰기가 엉킨 곳에 사는 백성들이 병

에 자주 걸렸다. 그래서 마침내 춤을 추듯 손발을 움직임으로써 기혈을 원활히 소통하게 하는 도인술이 창안 되었다. 그래서 나이가 젊어서 일찍 죽거나 병에 걸리는 사람이 거의 없었다.

陰 그늘음 康 편안할강 時 때시 水 물수 瀆 더러울독 凝 엉킬응 民 백성민 疾 병질 重 무거울중 墜 떨어질추 乃 이에내 制 정할제 舞 춤출무 疏 트일소 導 이끌도 引 끌인 術 꾀술 故 연고고 無 없을무 夭 일찍죽을요 傷 다칠상

【陰康氏】 중국 고대 신화 전설적 인물 【水瀆】 물이 더러움 【陰凝】 음기가 엉킴 【疾重墜】 병에 자주 걸리다 【乃】 그래서 마침내 【制舞】 춤을 추듯 손발을 움직여 【~以疏氣血】 ~함으로써 기혈을 원활히 유통시킨다 【導引】 우주의 원기를 내 몸에 끌어들여 골고루 퍼지게 한다 【導引術】 몸과 수족을 굴신屈伸하며 신선한 공기를 마시는 도가道家의 양생법養生法 【已有矣】 이미 있었다. 여기서는 '창안 되었다'로 의역함 【夭傷】 일찍 죽거나 병에 걸림

1-5 太朴既散 民多疾厄 厥後 軒轅氏作 岐伯
태박기산에 민다질액하니 궐후에 헌원씨작하고 기백이
出 而有醫藥之方 行焉
출하야 이유의약지방이 행언이니라

사람들에게 순수한 태초의 원기가 차츰 다 흩어지자 백성들에게 질병과 재앙이 많아졌다. 그 후에 헌원씨가 세상을 다스리고 기백씨가 출현하여 의술과 약을 쓰는 방법이 세상에 널리 유행되었다.

朴 순박할박 既 다(전부)기 散 흩어질산 多 많을다 厄 재앙액 厥 그궐

後 뒤후 轅 끌채원 作 지을작 岐 높를기 伯 맏백 出 날출 行 행해질행 焉 어조사언

【太朴】 순수한 태초의 원기【旣散】 다 흩어지다【太朴旣散】 순수한 태초의 원기가 다 흩어지다【疾厄】 질병과 재앙【厥後】 그 후【作】 세상에 나타나 문물제도를 만들어 나라를 다스리는 것을 말한다【出】 세상에 출현하여 자기의 역량을 발휘하는 것을 말한다【軒轅氏作岐伯出】 헌원씨가 세상에 나타나 임금[황제黃帝]으로써 나라를 다스리고 기백이 출현하여 그의 신하가 되어 의술에 관한 역량을 발휘했다【而有~】 그리고 ~라고 있었다【醫藥之方】 의술과 약을 쓰는 방법. 황제黃帝가 기백에 자문諮問하여 《황제내경黃帝內經》이라는 문답 형식의 의술에 관한 책을 엮었는데, 이것은 동양의학東洋醫學의 원류가 되었다고 한다【行焉】 유행되었다.

1-6 故　聖人　治於未病之先　醫家
고로 성인은 치어미병지선하고 의가는
治於已病之後
치어이병지후니라

그러므로 성인은 병의 낌새가 있기 전에 몸을 다스리고 의원은 이미 병이 난 후에 치료한다.

聖 성인성 治 병다스릴치 於 어조사어(전치사) 家 집가 後 뒤후

【於~】 ~에【未病】 병이 나기 직전의 상태【治於未病之先】 병이 들기 전에 다스린다【已病之後】 이미 병이 생긴 후【治於已病之後】 이미 병이 난 후에 치료한다.

1-7 治於未病之先者　曰治心　曰修養
치어미병지선자는 왈치심이며 왈수양이니라
治於已病之後者　曰藥餌　曰砭焫
치어이병지후자는 왈약이이며 왈폄설이니라

병이 나기 전에 다스리는 예방법에는 치심治心이라는 것이 있고 수양修養이라는 것이 있다. 이미 병이 난 뒤에 실시하는 처방법에는 약이藥餌라는 것이 있고 침과 뜸뜨는 치료법이 있다.

曰 가로왈(말하기를) 修 닦을수 養 기를양 砭 돌침폄 焫 불사를설

【治於未病之先者】 병이 나기 전에 다스리는 예방법 【曰~】 ~라는 것이 있다 【治心】 마음을 다스림 【治於已病之後者】 병이 난 후에 실시하는 치료법 【砭焫】 침놓고 뜸뜨는 치료법

1-8 雖治之法　有二　而病之源則一　未必不由因心而生也
수치지법이 유이이나 이병지원즉일이니 미필불유인심이생야니라

비록 병을 다스리는 방법에는 두 가지가 있으나 병의 근원은 하나다. 병은 반드시 마음이 원인이 되어 생긴다고 하지 않을 수 없다.

雖 비록수 而 그러나이 源 근원원 則 곧즉 必 반드시필 不 아닐불 由 말미암을유 因 인연할인

【有二】두 가지가 있다. 마음을 다스리는 수양법과 투약과 물리적으로 병을 치료하는 방법【而】그러나【病之源則一】병의 근원이라면 하나다. '一'은 마음을 지적한 것이다【未必~】반드시 ~아니다【不由~】~이 원인으로 되지 아니함【因心而生也】마음이 짓는 인연으로 생긴다【未必不由因心而生也】반드시 마음이 짓는 인연으로 생긴다고 하지 않을 수 없다.

1-9

老子曰「心爲神主　動靜從心」　　心爲禍本
노자왈「심위신주며 동정종심」이라 하니 심위화본이며
心爲道宗
심위도종이니라

노자가 말하기를「마음은 인간의 정신 활동을 주관하며 움직이고 쉬는 일상 활동은 마음에 따라 일어난다.」고 했으니, 잘 못쓴 마음은 재앙의 뿌리가 되고 올바른 마음은 도道로 나아가는 근본이다.

老 늙을노 子 아들자 爲 할위 神 귀신신 主 주인주 動 움직일동 靜 고요할정 從 좇을종 禍 재앙화 本 뿌리본 宗 근본종

【老子】중국 춘추 시대 말기의 도가道家 사상가 이이李耳. 무위자연無爲自然의 도를 말했으며 장자莊子가 이를 계승했다. 이 둘의 사상을 합쳐 노장사상老莊思想이라한다【心爲神主】마음은 인간의 정신 활동을 주관한다【動靜】움직이고쉰다【從心】마음에 따라【心爲禍本】잘 못쓴 마음은 재앙의 뿌리가 된다【心爲道宗】올바른 마음은 도道로 나아가는 근본이다.

1-10 靜則心君 泰然 百脈 寧謐
정즉심군이 태연하야 백맥이 영밀하며
動則血氣昏亂 百病 相攻
동즉혈기혼난하야 백병이 상공하니라

정靜하면 마음이 매우 편안하여 인체의 모든 맥이 평안하고 고요해진다. 그러나 동動하면 기혈이 혼란하여 백 가지 병이 여기 저기서 몸을 괴롭힌다.

君 임군(남의 존칭) 泰 편안할태 然 그러할연 百 일백백 脈 맥맥 寧 편안할영 謐 고요할밀 昏 어두울혼 亂 어지러울난 相 서로상 攻 괴롭힐공

【~則】 ~이면 【靜則】 본심本心에 따라 자기의 심신心身을 고요히 지키면 【心君】 마음(의식) 【泰然】 매우 편안한 모양 【脈】 인체의 모든 맥 【寧謐】 편안하고 고요하다(조화롭다는 뜻) 【動則】 사욕私慾으로 심신心身이 어지럽게 움직이면 【昏亂】 어둡고 어지러움 【相攻】 여기 저기서 몸을 괴롭힌다.

1-11 是以 性靜則情逸 心動則神疲
시이로 성정즉정일하고 심동즉신피하며
守眞則志滿 逐物則意移
수진즉지만하고 축물즉의이니라

그러므로 성품이 고요하면 느낌이 편안해진다. 마음이 산란하게 움직이면 정신이 지친다. 참을 지키면 자기가 의도한 바를 만족시킬 수 있다. 사물을 좇아 욕심을 내면 마음이 여기저기에 옮겨 다닌다.

逸 편할일 疲 지칠피 守 지킬수 眞 참진 志 뜻지 滿 가득찰만 逐 좇을 축 物 만물물 意 뜻의 移 옮길이

【是以】 그러므로 【性靜則】 성품이 고요하면 【情逸】 느낌이 편안하다 【心動則】 마음이 산란하게 움직이면 【神疲】 정신이 지친다 【守眞則】 참을 지키면 【志滿】 의도한 바를 만족시킨다 【逐物則】 사물을 좇아 이것저것 욕심을 내면 【意移】 마음이 여기저기에 옮겨 다닌다.

1-12 意移則神馳　神馳則氣散　氣散則病生
의이즉신치하며 신치즉기산하고 기산즉병생하며
病生則殞矣　雖常俗之語　最合於道妙
병생즉운의니라 수상속지어나 최합어도묘니라

마음이 여기저기에 옮겨 다니면 정신이 분주해진다. 정신이 분주해지면 기氣[생명에너지]가 흩어진다. 기氣가 흩어지면 병이 생긴다. 병이 생기면 죽는다. 이것은 비록 속된 말이지만 도道의 오묘한 이치에 가장 잘 맞는 말이다.

馳 달릴치 散 흩을산 殞 죽을운 雖 비록수 常 항상상 俗 속인속 語 말씀어 最 가장최 合 맞을합(적합) 妙 묘할묘

【神馳】 정신이 이리저리 달린다. 즉, 정신이 온전하지 못함을 말함 【氣散】 기氣 즉, 생명에너지가 흩어짐 【殞矣】 죽음 【常俗之語】 세속인이 항상 하는 말 【最合】 가장 잘 맞다 【於道妙】 도의 오묘한 이치에. [參考] 성性 정情 심心 신神 지志 의意 기氣의 구분 : 성은 각 개인적인 신체 및 정신 활동의 기본적 기능; 정은 구체적인 사물 하나하나에 대한 개인의 느낌과 정서; 심은 인간의 삶을 총체적으로 유지 보존하는 생명 활동의

뿌리; 신은 무의식 수준에서 일으키는 인간의 정신 활동; 지는 의意의 집합; 의意는 정신활동의 최소단위; 기는 생명체를 존재하게 하는 에너지의 흐름 (그러나 이런 구분은 사람에 따라 그 주장이 다를 수 있음)

1-13 今述其二家之說　自成一家新話　編爲上下
금술기이가지설하야 자성일가신화하야 편위상하
二卷　目之曰活人心
이권하야 목지왈활인심이라하니라

이제 의가醫家와 도가道家의 말을 종합 서술하여 내 스스로 하나의 체계를 세워 새롭게 그 내용을 다듬었다. 상하 두 권의 책으로 엮어서 이를 이름하여 《활인심活人心》이라고 한다.

述 지을술(이전의 일을 이어 받아 따름) 家 용한사람가(전문가, 학문이나 기예에 뛰어난 사람) 說 말할설 新 새신 話 이야기할화 編 엮을편 卷 책권 目 일컬을목(이름을 붙침) 活 살릴활

【今述其二家之說】 이제 그 이가二家(마음을 다스려 수양을 중시하는 도가道家와 약이藥餌 등으로 치료를 주로 하는 의가醫家)의 설을 종합 서술하여. 《활인심방》에는 유가儒家와 불가佛家의 설도 보인다【自成一家新話】 내 스스로 하나의 체계를 세워 새롭게 내용을 다듬었다【編爲上下二卷】 상하 두 권으로 엮음【之】 이것(지시 대명사, 이 상하 두 권의 책)【目之】 이를 이름하여【曰活人心】 활인심活人心이라고 한다.

1-14 謂常存救人之心 欲全人之生
위상존구인지심하야 욕전인지생하야
同歸於壽域也 豈小補哉
동귀어수역야하리니 기소보재리오

[이 책의 편찬 의도는] 말하자면 항상 사람을 구원해 주는 데 마음을 두어 사람의 삶을 온전하게 하여, 다 같이 오래 살 수 있는 세계로 돌아가도록 하는 까닭이니 어찌 도움이 적다고 하겠는가?

謂 까닭위 存 있을존 救 건질구 欲 하고저할욕 全 온전할전 歸 돌아갈귀 壽 목숨수 域 지경역 豈 어찌기 補 기울보 哉 어조사재(단정斷定하는 말)

【謂~】 ~하는 까닭【常存~】 항상 ~에 둔다【救人之心】 사람을 구해준다【常存救人之心】 항상 사람을 구원해주는 데 마음을 둔다【欲全人之生】 사람의 삶을 온전하게 하고자 한다【同歸於壽域也】 다 같이 오래 살 수 있는 세계로 돌아간다【豈小補哉】 어찌 도움이 적다고 하겠는가?

1-15 然 世之醫書 各家所編者 何暇千本
연이나 세지의서 각가소편자가 하가천본이
紛然雜具 徒多 無補
분연잡구하야 도다나 무보하니라

그러나 세상에는 의술에 관한 글을 제마다 엮어 놓은 것이 어느 겨를에 천여 책이나 되지만, 어지럽게 잡다하게만 갖추어 놓고 있어 한갓 많기만 하고 도움이 안 된다.

然 그러나연 醫 의원의 書 글서 何 어찌하 暇 겨를가 千 일천천 本 책본 紛 어지러워질분 雜 섞일잡 具 갖출구 徒 다만도

【然】 그러나 【世之醫書】 세상에 나와 있는 의술에 관한 글 【各家所編者】 제마다 엮어 놓은 것 【何暇千本】 어느 겨를에 천여 가지나 되었다 【紛然雜具】 어지럽게 잡다하게 갖추었다 【徒多】 한갓 많기만 하다 【無補】 도움 됨이 없다 【徒多無補】 한갓 많기만 하고 도움이 안 된다

1-16 但此書方　雖不多　皆能奪命於懸絶

단차서방은 수부다나 개능탈명어현절하니

雖司命　莫之神也

수사명이라도 막지신야니라

다만 이 책에 실려 있는 방법은 많지는 않지만, 다 뜻하지 않게 잃는 목숨을 구해낼 수 있는 것이니, 비록 사명司命이라 하더라도 이 보다 더 신묘하지는 못할 것이다.

但 다만단 皆 다개 能 능할능 奪 빼앗을탈 命 목숨명 懸 매달현 絶 끊을절 司 맡을사 莫 없을막

【但此書方】 다만 이 책에 실려 있는 방법은 【雖不多】 비록 많지는 않지만 【皆能奪命】 다 인명을 구해낼 수 있다 【懸絶】 절벽. 여기서는 '뜻하지 않게 떨어진다' 즉, '뜻하지 않게 목숨을 잃는다'는 의미 【奪】 빼앗는다는 것은 '구한다'는 뜻 【皆能奪命於懸絶】 다 뜻하지 않게 잃는 목숨을 구할 수 있다 【司命】 인명을 좌지우지하는 존재. 즉, 의원이나 신적神的인 존재 【莫之~】 더 ~하지 못한다 【雖司命莫之神也】 비록 인명을 좌지우지하는 존재라 하더라도 이 보다 더 신묘하지는 못하다(마음을 잘 다스려야 병이 없다. 마음은 자기가 다스려야하는 것이지 의원이나 신적 존

재라 하더라도 어쩌지 못한다. 그러므로 마음으로 닦는 이 활인심방이야 말로 사람이 건강하게 살아갈 수 있는 뛰어난 방법이라는 의미다)

1-17 凡爲醫者 而能察其受病之源
범위의자는 이능찰기수병지원하고
而用之止此一書 醫道足矣
이용지지차일서라도 의도족의니라

무릇 병을 고치고자 하는 사람은 병을 얻게 된 원인을 잘 살펴서 겨우 이 한 권의 책에 있는 방법만을 이용하더라도 병을 고치는 의술로서는 충분할 것이다.

凡 무릇범 醫 병고칠의 察 살필찰 止 멈출지 足 만족할족

【凡爲醫者】 무릇 병을 고치고자 하는 사람은 【能察】 잘 살핌 【受病之源】 병을 얻게 된 원인 【用之】 이용하다 【止此一書】 겨우 이 한권의 책에만 머문다 【用之止此一書】 겨우 이 한권의 책만 이용한다 【醫道】 의술 【足矣】 충분하다.

1-18 人 能行其修養之術 而用之止此一書
인이 능행기수양지술하야 이용지지차일서하면
僊道成矣 何況不壽乎 士之於世
선도성의이리니 하황불수호아 사지어세에
不可缺焉
불가결언이니라

사람이 만약 수양하는 방법을 잘 실천하면 겨우 이 한권의 책만을 이용한다 하더라도 신선의 도를 완성할 수 있을 것이니, 어찌 오래 살지 못할 것인가. 세상을 살아가는 선비에게 없어서는 안 되는 것이다.

術 방법술 僊 신선선(仙과 같음) 況 하물며황 壽 오래살수 乎 그런가호 士 선비사 缺 없어질결 焉 이언(어조사, 시是와 뜻이 같음)

【行其修養之術】 만약 수양하는 방법을 실행하면. 여기서 기其는 '만약'의 뜻이 있음 【僊道】 신선이 되는 길 【成矣】 이루어진다 【何況~乎】 어찌 ~하지 아니할까 【何況不壽乎】 어찌 오래 살지 못할까 【士之於世】 세상을 살아가는 선비에게는 【不可缺焉】 없어서는 안 되는 것이다.

2 좋은 생활 습관에 건강이 있다

병의 뿌리는 업業이고 업은 마음으로부터 생긴다. 기억과 과거의 경험으로 쌓여진 습관이 업業이다. 나쁜 업이 발병의 요소이고 업은 마음이 움직여 생긴다는 이치를 알아야 한다. 나쁜 생활 습관이 없으면 병은 없다.

활인심상活人心上

요즈음의 의원은 병이 난 후 치료할 줄은 알아도 병의 근원을 관찰하여 사전에 예방하는 것에는 손이 미치지 못한다. 모든 병은 자기의 잘 못된 생활 습관에 따라 발생한다는 것을 알아야 하며, 잘못된 생활 습관은 자기 마음이 스스로 짓는 것이다.

자기 몸이나 이 세상의 모든 일이 꿈과 같이 무상無常하다는 것을 깊이 깨닫고 대자연과 하나가 되는 공부를 쌓아가는 사람에게는 병은 아예 끼어들지 못한다. 그런 사람은 세상 만사에 집착하는 마음이 없기 때문에 병을 일으키지 않을 뿐만 아니라 나아가 남의 병과 재앙을 치유해 줄 수 있는 능력이 있다.

활인심상 活人心上

玄洲道人 涵虛子編
현주도인 함허자편

현주도인 함허자가 엮음

玄 검을현 洲 섬주 涵 젖을함 虛 빌허 編 엮을편

【玄洲】 땅 이름 【道人】 도술을 얻은 사람 【玄州道人】 형주 땅에 사는 도인, 이 책의 저자 주권朱權을 말함 【涵虛子】 칭호 【編】 책을 엮음

2-1 臞仙曰 古之神聖之醫 而能療人之心
구선왈 「고지신성지의는 이능요인지심으로
預使不致於有疾
예사불치어유질이니라

구선이 말하기를 「옛날의 신묘하고 성스러운 의술을 소유한 의원은 사람의 마음을 잘 차료해 줄 수 있었기 때문에 사전에 사람들을 병에 들지 않게 예방할 수 있었다.

臞 여윌구 療 병고칠요 預 미리예 使 하여금사 致 이를치 疾 병들질

【臞仙】 현주도인의 호 【古之】 옛날의 【神聖之醫】 신묘하고 성스러운 의술을 소유한 의원 【能療人之心】 사람의 마음을 치료해줄 수 있다 【預使~】 사전에 ~을 하게 하다 【不致於有疾】 병에 들지 않게 하다.

2-2 今之醫者 惟知療人之疾 而不知療人之心」
금지의자는 유지요인지질이오 이불지요인지심이니라

「지금의 의원은 다만 사람의 병을 치료할 줄은 알고 있으나 사람의 마음을 치료할 줄은 모른다.」고 했다.

今 이제금 惟 다만유 療 병고칠요{료}

【今之醫者】 지금의 의원 【惟知~】 다만 ~ 알고 있다 【而】 그러나

2-3 是由捨本逐末 不窮其源 而攻其流
시유사본축말하고 불궁기원하고 이공기류하야
欲求疾愈 不亦愚乎
욕구질유하니 불역우호아

이것은 근원을 버리고 말단만 좇아가기 때문이다. 병의 근원을 연구해 보지 않고 부분적인 흐름만 다스려 병이 낫기를 바라니 또한 어리석지 아니한가?

捨 버릴사 逐 쫓을축 末 끝말 窮 다할궁 攻 다스릴공 流 흐를류 求 구할구 愈 나을유 亦 또역 愚 어리석을우

【是由~】 이것은 ~때문이다 【捨本逐末】 근원을 버리고 말단만 좇아간다 【不窮其源】 그 근원을 연구하지 않는다 【攻其流】 부분적인 흐름만 다스린다 【欲求疾愈】 병이 낫기를 바란다 【不亦~乎】 또한 ~하지 아니한가!

2-4 雖一時　僥倖而安之　此則世俗之庸醫

수일시에 요행이안지라도　차즉세속지용의니

不足取也

부족취야니라

비록 일시적인 요행으로 병을 낫게 하여 사람을 편안하게 한다 하더라도 이는 세속의 용의庸醫에 지나지 않으므로 취할 바가 못 된다.

僥 바랄요 倖 요행행 庸 어리석을용 取 취할취

【雖一時】 비록 한때의 【僥倖】 요행으로 【安之】 병을 낫게 하여 사람을 편안하게 한다. 여기서 之는 병든 사람을 가리킴 【庸醫】 의술이 시원치 않는 의원 【不足取也】 취할 바가 되지 못한다.

2-5 殊不知　病由心生　業由心作

수부지　병유심생이오　업유심작이니라

특히 병은 마음으로 말미암아 생기고, 업은 자기 마음으로 짓는다는 것을 일반은 잘 모른다.

殊 특히수 業 업업

【殊不知~】 특히 ~을 모른다 【病由心生】 병은 마음으로 말미암아 생긴다 【業】 인간의 의도적意圖的인 모든 행위를 업業이라 한다. 육체적인 행위나 외부적으로 드러나지 않는 마음과 정신적인 모든 행위가 모두 다 업業에 속한다. 업에는 세 가지가 있다. 자기 속마음으로 품고 있는 생각과

감정 등을 의업意業이라 한다. 말로 지껄이는 행위를 구업口業이라 한다. 자기의 육체적인 행위를 신업身業이라 한다. 예를 들면 남을 자기 마음속으로 미워하는 것은 의업意業에 속하고, 남에게 욕설이나 악담惡談 등은 구업口業에 속하고, 남에게 폭력을 행사하는 것은 신업身業에 속한다. 즉, 업業이란 선천적이며 후천적인 모든 경험과 습관을 총칭한 말이다. 【業由心作】 업은 자기 마음으로 짓는다.

2-6 蓋陰有鬼神 陽有天理 報復之機

개음유귀신이오 양유천리니 보복지기는

鮮無不驗

선무불험이니라

대개 음陰에는 귀신이 있고 양陽에는 천리天理가 있다. 인간의 행위에 대한 보복의 계기는 경험적 세계에 그 증거로서 나타나지 않음이 거의 없다.

盖는 蓋(덮을개)의 속자 陰 음기음 鬼 귀신귀 陽 양기양 理 이치이 報 갚을보 復 돌아올복 機 실마리기 鮮 드물선 驗 증험할험

【盖】 대개 【陰有鬼神】 음에는 귀신이 있다 【陽有天理】 양에는 천리가 있다 【報復】 원인에 따라 결과가 나타나는 것 【報復之機】 보복의 계기. 어떤 원인에 따라 결과가 나타나는 계기 【鮮無不驗】 경험적 세계에 그 증거로서 나타나지 않음이 거의 없다 【陰有鬼神 陽有天理】 대자연은 음양적 변화 생성의 과정을 나타내는 흐름 속에 있다. 음은 마이너스적인 기氣 이고 양은 플러스적인 기氣라 할 수 있다. 귀신은 명명冥冥한 속에 있으면서 사람에게 화나 복을 주는 정령精靈이다. 천리는 대자연의 이치다. 음기에는 귀신이 머물고 양기에는 천리가 밝게 나타난다 【報復之機鮮無

不驗】 인간이 육체적으로나 정신적으로 어떤 행위를 하면 그 행위는 원인으로 작용하고 씨가 되어 다음의 행위나 현상을 나타내는데 영향을 준다. 즉, 업業에 따른 그 결과가 반드시 있다는 말이다. 좋은 행위 〈선업善業〉이든 나쁜 행위 〈악업惡業〉이든 예외가 없다고 하는 것이 동양 사상이다. 이것이 바로 보복이라는 의미다. 그러므로 보복의 계기를 마련하는 것은 개인 각자의 순간순간의 삶이다. 대개 음에는 귀신이 있고 양에는 천리가 있어 어떤 원인이 계기가 되어 그 결과는 우리의 경험적 세계에 그 증거로서 나타나지 않음이 거의 없다는 것이다. 나쁜 생활 습관을 가지면 반드시 병에 걸린다는 말이다.

2-7 故 有天刑之疾 有自戕之疾
고로 유천형지질하며 유자장지질이니라

그러므로 선천적으로 얻은 병이 있고 자기 스스로를 상하게 하여 생기는 병이 있다.

刑 형벌형 戕 상하게할장

【天刑之疾】 선천적으로 얻은 병 【自戕】 자기 스스로를 상하게 하는 것 【自戕之疾】 자기 스스로를 상하게 하여 생긴 병

2-8 其天刑之疾也 五體不具 生而隱宮者
기천형지질야에는 오체불구하고 생이은궁자와
生而瘖瘂盲聵者 因跌撲而手足折者
생이음아맹외자와 인질박이수족절자와

선천적으로 얻은 병이란 예를 들면, 온 몸이 불구인 사람, 고자로 태어난 사람, 벙어리 소경 귀머거리로 태어난 사람, 넘어지고 치여서 손발을 못 쓰게 다친 사람.

隱 숨을은 宮 집궁(여기서는 남자 생식기를 말함) 瘖 벙어리음 瘂 벙어리아 盲 소경맹 聵 귀머거리외 跌 넘어질질 撲 칠박 折 꺾을절

【其】 예를 들면 【五體】 머리와 4개의 손발. 전轉하여 사람의 온 몸 즉, 근筋(힘줄근), 맥脈(맥맥), 육肉(살육), 골骨(뼈골), 모피毛皮(털모 가죽피) 【生而】 날 때부터 【不具】 갖추지 못함 【隱宮】 생식기를 감추다. 즉, 고자 【瘖瘂】 벙어리 【盲】 소경 【聵】 귀머거리 【跌撲】 넘어지고 치이다 【手足折者】 팔 다리가 부러진 사람

2-9 有生人 [人恐當作而] 面瘡贅疣疾者 凡一切
유생인 [인공당작이] 면창췌우질자와 범일체와
傳染瘵疫之證 是也
전염채역지증이 시야니라

태어나면서 얼굴에 부스럼이나 혹부리 사마귀가 있는 사람, 그리고 일체의 병균의 전염으로 돌림병을 앓는 증거는 모두 이 것이다.

瘡 부스럼창 贅 혹췌 疣 사마귀우 切 온통체 傳 전할전 染 물들염 瘵 앓을채(피로하여 앓음) 疫 돌림병역 證 증거증 是 이시

【有生人】 태어나면서 【人恐當作而】 여기서 '有生人'의 '人'은 '而'가 되어야 할 것 같다(퇴계 선생 주註) 【面瘡贅疣疾者】 얼굴에 부스럼, 혹, 사마귀가 난 병자 【凡一切】 무릇 일체의 【傳染】 돌아 가면서 감염되

는【瘵疫】돌림병을 앓음【之證】이러한 증거【是也】다 이것이다. 즉, 선천적으로 얻은 병이다.

2-10 蓋因夙世 今生 積惡過多 天地
개인숙세와 금생에 적악과다하야 천지가
譴之故 致斯疾 此亦業 源於心也
견지고로 치사질이니 차역업으로 원어심야니라

이런 것은 대개 전생과 금생에 악을 너무 많이 쌓아 선천적 결과로서 이런 병에 걸린 것이며, 이 또한 자기가 지은 업의 작용으로써 마음에서 비롯된 것이다.

蓋 덮을개(蓋)의 속자, 대개개 夙 옛날숙 積 쌓을적 惡 모질악 過 넘을과 多 많을다 地 땅지 譴 꾸짖을견 致 이를치 斯 이사 亦 또역 業 지을업 源 근원원

【蓋】대개【因~】~의 원인에 의하여【夙世】자기의 모든 과거의 생生. 인간이 죽으면 육체는 없어지지만 의식意識의 흐름은 있다고 보는 견해가 있다. 말하자면 '의식意識의 흐름'이 다름 아닌 전생前生으로 볼 수 있다. 그러나 '의식意識의 흐름'을 독자성을 갖는 개체個體로 보는 것은 아니다. 또 과학적으로 말하면 유전인자遺傳因子의 흐름을 숙세夙世의 개념으로 간주할 수도 있겠다【今生】지금의 생【積惡】악한 행위를 쌓음【過多】너무 많음【天地譴之】천지신명이 꾸짖다. 즉, 선천적 결과【致斯疾】이런 병에 걸렸다【此亦業】이 또한 업의 작용이다【源於心也】마음에서 비롯된 것이다.

2-11 其自戕之疾者　調養失宜　風寒暑濕之所感
기자장지질자는　조양실의하고　풍한서습지소감라
酒色財氣之所傷
주색재기지소상이니라

스스로를 상하게 하는 병에는, 예를 들면 양생을 잘못하여 바람과 찬 기운, 더위와 습기에 영향을 받거나 술을 마시고 이성異性에게 빠지거나 재물을 욕심내고 나쁜 기운에 상처 받고.

調 고를조 養 기를양 失 잃을실 宜 마땅의 風 바람풍 寒 찰한 暑 더위서 濕 축축할습 感 느낄감 酒 술주 色 여(女)색 財 재물재 傷 상처상

【調養】 몸을 조화롭게 양생함 【失宜】 잘 못함 【風寒】 바람과 추위 【暑濕】 더위와 습기 【所感】 영향을 받다 【酒色】 술을 마시고 이성異性에 빠짐 【財氣】 재물과 나쁜 기氣 【所傷】 상처를 받다.

2-12 七情六慾　生於內　陰陽二氣　攻於外
칠정육욕이　생어내하고　음양이기가　공어외하니
是謂病生於心　害攻於體也
시위병생어심하야　해공어체야니라

일곱 가지 감정과 여섯 가지 욕심이 자기 내부에서 일어나고 음양 두 기운이 외부에서 침공해 오니 이를 일러 병은 마음에서 생겨 몸을 다치게 하여 해를 입힌다고 하는 것이다.

情 뜻정 慾 욕심욕 內 안내 外 바깥외 害 해칠해 攻 칠공 體 몸체

【七情】 사람의 일곱 가지 감정. 유가儒家에서는 희喜[기쁨], 노怒[성냄], 애哀[슬픔], 락樂[즐거움], 애愛[사랑], 오惡[미워함] 및 욕欲[욕구] 등이라 하고, 불가佛家에서는 희喜[기쁨], 노怒[성냄], 우憂[근심], 구懼[두려움], 애愛[사랑], 증憎[싫어함] 및 욕欲[욕구] 등이라 하고, 한의학에서는 희喜[기쁨], 노怒[성냄], 우憂[근심], 비悲[슬픔], 사思[생각], 공恐[두려움] 및 경驚[놀람] 등이라 한다. [참고] 칠정七情은 정서적인 생리 활동으로서 병은 아니지만 너무 지나쳐서 생리 활동이 조절할 수 있는 범위를 벗어나면 병이 생기는데 이것을 내상內傷이라 한다(중의학, 신아사, 1998, 148쪽 참조) 【六慾】 육근六根 즉, 여섯 가지 감각 기관인 눈[안근眼根], 귀[이근耳根], 코[비근鼻根], 혀[설근舌根], 몸[신근身根] 및 뜻[의근意根] 등에서 일어나는 생리적 욕정인 색욕色慾, 형모욕形貌慾, 위의자태욕威儀姿態慾, 언어음성욕言語音聲慾, 세활욕細滑慾 및 인상욕人相慾 등을 말함 【生於內】 사람의 내부에서 일어난다 【陰陽二氣】 음과 양의 두 기운[5-28 참조] 【攻於外】 외부에서 침공한다 【是謂~】 이것을 일러 ~라 한다 【病生於心】 병은 마음에서 생긴다 【害攻於體也】 몸을 다치게 하여 해를 입힌다.

2-13 今只 以人之易知易見者 論之
금지 이인지이지이견자로 논지컨댄

이것을 다만 사람들이 쉽게 알 수 있고 쉽게 볼 수 있는 것으로써 그 이치를 설명해 보면, ('今'이란 인간의 정서와 생리현상과의 관계)

易 쉬울이 論 의논할논

【今】 이(이것) 【今只】 이것을 다만 【以~】 ~으로써 【以人之易知易見者】 사람이 쉽게 알고 쉽게 볼 수 있는 것으로써 【論之】 그 이치를 설명해 보면,

2-14 且曰　人　心思火久　而體熱
차왈　인이　심사화구면　이체열하고
人　心思氷久　而體寒
인이　심사빙구면　이체한하며

만일 사람이 마음으로 불을 오래 생각하면 몸이 뜨거워지고, 사람이 마음으로 얼음을 오래 생각하면 몸이 차가워진다.

且 만일차 火 불화 久 오랠구 熱 더울열 氷 어름빙 寒 찰한

【且曰】 만일 【人心思火久】 사람이 마음으로 불을 오래 생각한다 【而體熱】 그러면 몸이 더워지고 【人心思氷久】 사람이 마음으로 얼음을 오래 생각한다 【而體寒】 그러면 몸이 차가워진다.

2-15 悚則髮竪　驚則汗瀝　懼則肉戰
송즉발수하고　경즉한력하고　구즉육전하고
愧則面赤　悲則淚出　荒則心蹮
괴즉면적하고　비즉루출하고　황즉심선하고
氣則痲痺
기즉마비하고

매우 두려우면 머리털이 솟구치고, 놀라면 식은 땀이 나고, 겁나면 살이 떨리고, 부끄러우면 낯이 빨개지고, 슬퍼하면 눈물이 나고, 당황하면 심장이 뛰고, 기운이 막히면 마비가 오고,

悚 두려워할송 髮 터럭발 竪 세울수 驚 놀낼경 汗 땀한 瀝 물방울떨어

질력 懼 겁낼구 肉 살육 戰 떨전 愧 부끄러워할괴 赤 붉을적 悲 슬퍼할비 淚 눈물루 荒 빠질황 蹮 춤출선 痲 마비될마 痺 저릴비

【悚則髮竪】 매우 두려우면(오싹한 두려움) 머리털이 선다 【驚則汗瀝】 놀래면 식은 땀이 흘러내린다 【懼則肉戰】 겁나면 살이 떨린다 【愧則面赤】 부끄러우면 낯이 빨개진다 【悲則淚出】 슬퍼하면 눈물이 난다 【荒則心蹮】 당황하면 심장이 뛰고 【氣則痲痺】 기운이 막히면 마비가 온다.

2-16 言酸則垂涎　言臭則吐唾　言喜則笑

언산즉수연하고 언취즉토타하고 언희즉소하고

言哀則哭　笑則貌姸　哭則貌媸

언애즉곡하고 소즉모연하고 곡즉모치니라

신맛을 생각하면 침이 흐르고, 고약한 냄새를 맡으면 침을 뱉고, 즐거운 소리를 들으면 웃음이 나고, 슬픔을 당하면 울음이 나고, 웃으면 얼굴이 고와지고, 울면 얼굴이 흉측해진다.

言 어조사언 酸 실산 垂 드리울수 涎 침연 臭 냄새취 吐 토할토 唾 침뱉을타 喜 기쁠희 笑 웃을소 哀 슬플애 哭 울곡 貌 얼굴모 姸 고울연 媸 흉측할치

【言】 말한다는 뜻이 아니고 어조사(發語辭)로 쓰인 예이다 【言酸則垂涎】 신맛을 생각하면 침이 흐르고 【涎】 입 가에서 금하지 못하고 줄줄 흘러내리는 침 【言臭則吐唾】 고약한 냄새를 마트면 침을 뱉는다 【唾】 신장腎臟에서 나오는 액液이 타唾인데, 이것은 어금니(아치牙齒)에서 침으로 나온다. 신腎이 냉하면 침이 많고 신에 열이 있으면 타가 없다 【言喜則笑】 즐

거운 소리를 들으면 웃는다【言哀則哭】서러움을 당하면 운다【笑則貌姸】웃으면 얼굴이 고와진다【哭則貌女蚩】울면 얼굴이 흉해진다.

2-17 又若日間有所見　夜則魂夢　有所思
우약일간유소견이 야즉혼몽하고 유소사하면
夜則譫語　夢交合則精泄致
야즉참어하고 몽교합즉정설치니라

또 만약 낮에 본 것이 밤에 꿈으로 나타나기도 하며 낮에 생각한 것을 밤에 잠꼬대할 수도 있다. 남녀가 어울려 있는 꿈을 꾸면 몽정을 하기도 한다.

間 사이간 魂 혼혼 夢 꿈꿀몽 譫 속삭일첨 交 사귈교 精 정기정 泄 샐설 致 이를치

【又若日間】또 예를 들어 낮 사이에【有所見】본 것이 있으면【夜則魂夢】밤이 되면 꿈을 꾼다【有所思】생각한 것이 있으면【夜則譫語】밤에 잠꼬대를 한다【夢交合則】남여가 어울려 있는 꿈을 꾸면【精泄致】정기를 누설하기에 이른다. 즉, 몽정夢精하기에 이른다.

2-18 若驚悸氣怒　而成疾者則　發狂裸體
약경계기노하야 이성질자즉 발광라체하고
踰垣上屋　呼神見鬼　歌舞哭哭
유원상옥하야 호신견귀하며 가무소곡은
此皆因心而生也
차개인심이생야니라

만약 매우 놀라고 화가 많이 나서 병이 난 사람을 보면, 미쳐서 발가벗은 알몸으로 담을 뛰어 넘어 지붕 위로 올라가서 귀신을 부르고, 도깨비를 보며 노래하고 춤추기도 하면서, 웃다가 우는 것도 이 모두가 마음으로 인因해 생긴 병이다.

驚 놀랄경 悸 두근거릴계 發 쏠발 狂 미칠광 裸 발가벗을나 踰 넘을유 垣 담원 上 오를상 屋 집옥 呼 부를호 鬼 도깨비귀 歌 노래할가 舞 춤출무 咲 웃을소

【驚悸】 매우 놀람 【氣怒】 화가 극심함 【成疾者】 병이 난 사람 【發狂】 미친다 【裸體】 옷을 벗은 알몸 【踰垣】 담을 넘어 【上屋】 지붕 위에 올라간다 【呼神見鬼】 귀신을 부르고 도깨비를 본다 【歌舞】 춤추고 노래한다 【咲哭】 웃기도하고 울기도 한다 【因心而生也】 마음으로 인因해 생겼다.

2-19 太白眞人曰 「欲治其疾 先治其心」
태백진인왈 「욕치기질인댄 선치기심」이라하니
必正其心然後 資於道
필정기심연후에야 자어도니라

태백진인이 말하기를 「병을 고치려면 먼저 마음을 다스려야 한다.」하였으니 반드시 마음을 바르게 한 다음에라야 도道의 도움을 받을 수 있다.

正 바로잡을정 資 도울자

【太白眞人】 중국 당唐나라 때의 도사道士인 손사막孫思邈을 말한다. 그는 저명한 의가醫家였으며 '인명은 천금보다 중하다'라는 뜻을 담은

《천금요방千金要方》이란 책 30권을 지었다 【欲治其疾】 병을 치료하려면 【先治其心】 먼저 그 마음을 다스린다 【必正其心】 반드시 그 마음을 바르게 한다 【然後】 그런 다음에 【資於道】 도의 도움을 받는다.

2-20 使病者　盡去心中疑慮　思想　一切妄念
사병자로 진거심중의려와 사상과 일체망념과
一切不平　一切人我悔悟　平生所爲過惡
일체불평과 일체인아회오와 평생소위과악을
便當放下
편당방하하라

병자로 하여금 마음속의 의심과 여러 가지 잡된 생각을 다 버리고, 일체의 망념, 일체의 불만, 남과 나 사이에 일어났던 일체의 뉘우침과 깨침 등 평생 동안 지은 허물과 잘못들을 모두 다 버리게 해야 한다.

盡 다할진 去 버릴거 疑 의심할의 慮 생각려(무의식적으로 생각되는 것) 想 생각할상(의식적으로 생각되는 것) 切 온통체 妄 거짓망 念 생각념 平 편안할평 我 나아 悔 뉘우칠회 悟 깨칠오 爲 할위 過 허물과 惡 몹쓸악 便 곧편 當 마땅할당 放 놓을방 下 아래하

【使病者】 병이든 사람으로 하여금 【盡去~】 ~을 모두 다 버린다 【心中】 마음 가운데에 있는 【疑慮思想】 의심과 여러 가지 잡된 생각 【一切】 전부 【妄念】 그릇된 생각 【不平】 불만 【人我】 남과 나 모두 【悔悟】 잘못을 뉘우쳐 깨침 【平生所爲】 평생 동안 지은 행위 【過惡】 허물과 악행 【便當】 바로 마땅히 【放下】 버림 【便當放下】 곧바로 마땅히 버린다. 병을 없애기 위해서는 과거에 했던 일체의 생각과 행위를 몽땅 버려야 한다. 버린다고 하는 것은 마음속에 그런 것에 대해 집착하지 않는다는 의미다.

2-21 身心　以我之天而合　所事之天　久之
신심이　이아지천이합하야　소사지천이　구지하야
遂凝於神則　自然心君　泰寧　性地平和
수응어신 즉자연심군이　태영하고　성지평화하리라

나의 몸과 마음을 대자연의 도리에 합하고, 대자연의 도리와 합하는 노력이 오래 쌓이면 드디어 신명神明과 하나로 되면 자연히 마음이 크게 편안해지고 성품은 평화로운 상태가 된다.

久 오랠구 遂 따를수 凝 엉길응 泰 클태 寧 편할영 性 성품성 和 화목할화

【身心以我之天而合】 나의 몸과 마음을 천天에 합한다. 즉, 몸과 마음을 나의 생명의 뿌리인 대자연의 도리에 하나로 합한다는 뜻 【所事之天】 천天을 섬기는 바가. 즉, 대자연의 도리와 합하고자 노력하는 바가 【久之】 [그런 노력을] 오래 쌓으면 【遂凝於神則】 드디어 신명과 엉기면. 즉, 드디어 신명과 하나로 되면 【性地平和】 성품은 평화로운 상태로 된다.

2-22 知世間萬事　皆是空虛　終日營爲
지세간만사를 개시공허하면　종일영위가
皆是妄想　知我身　皆是虛幻　禍福
개시망상이며　지아신이 개시허환하고 화복이
皆是無有
개시무유하니라

세상의 모든 일이 모두 다 공空이고 텅 비어 실체가 없으며 종일토록 한 일이 다 망령된 생각임을 알아야 한다. 내 이 몸도 다 빈 허깨비이고 재앙이나

복이 고정된 것으로 존재하는 것이 아니라 다 부질없는 것임을 알아야 한다.

萬 일만만 空 빌공 虛 빌허 終 마칠종 營 경영할영 妄 허망할망 幻 허깨비환 禍 재앙화 福 복복

【知~】 ~한 것을 알아차린다 【皆是空虛】 다 공하고 허하다. 인간 세상 만사가 고정된 존재로서 영원한 것이 아니라 다 공空하고 허虛하다. 공空은 무無가 아니라, 있기는 있으나 어떤 고정된 존재存在로 있는 것이 아니라고 말할 때 쓰는 글자다. 즉, 공空이란 현상적으로는 있으나 개체로서의 영구불변하는 독자성이 없다는 것에 부치는 말이다. 그리고 텅 비어 있는 빈 공간을 말할 때는 허虛자를 쓴다. 그런데 여기서 개시공허皆是空虛라는 말은 세상만사가 모두 공[변화무상한 현상은 있으나 고정 불변한 실체는 없다]이고 텅 비어 실체實體가 없다는 뜻이다 【終日營爲】 종일토록 한 일 【皆是妄想】 다 망령된 생각이다 【虛幻】 빈 허깨비 【無有】 없다. 구체적인 무엇이 '없다'고 할 때는 무無라 하지 않고 무유無有라고 쓴다 【禍福皆是無有】 재앙이나 복이 다 따로 없다. 화나 복은 고정된 실체實體로 존재하고 있는 것이 아니라, 화가 복이 되기도 하고 복이 화가 되기도 한다는 의미다. 즉, 재앙이나 복이 다 무상無常하며 다 부질없다는 뜻이다.

2-23

生死 皆是一夢 慨然領悟 頓然解釋
생사는 개시일몽이니 개연영오하고 돈연해석하면
心地 自然淸淨 疾病 自然安痊
심지가 자연청정하야 질병이 자연안전이니라

살고 죽는 것이 다 한갓 꿈이라는 것을 개연慨然히 깨치고 확연하게 이해하고 나면 마음의 바탕은 자연히 맑고 깨끗해지며 질병은 자연히 낫는다.

夢 꿈몽 慨 탄식할개 領 깨달을영 悟 깨칠오 頓 갑자기돈 解 풀해 釋 풀이할석 淸 맑을청 淨 깨끗할정 安 이에안(乃와 같은 뜻) 痊 병나을전

【生死】 죽고 사는 인생의 문제 【皆是一夢】 다 한갓 꿈이다 【慨然】 탄식하며 슬퍼하는 모양 【領悟】 밝게 깨침 【頓然】 확연히 【解釋】 이해함. 생사生死에 대한 모든 문제가 완전히 이해된다는 뜻 【心地】 마음의 본 바탕 【淸淨】 맑고 깨끗함. 사물 본래의 모습을 유지하는 것을 말함. 「심心이 청정淸淨하다」고 하면 심心이 인간 본연의 순수한 상태를 유지하고 있다는 말이다 【安痊】 이에 질병이 다 낫는다.

2-24 能如是　藥未到口　病已忘矣　此
능여시하면 약미도구에 병이망의뢰니 차는
眞人　以道　治心療病之大法也
진인이 이도로 치심요병지대법야니라

바로 이렇게 될 때 약이 입에 닿기 전에 병은 이미 없어지는 것이다. 바로 이것이 진인眞人이 도道로써 마음을 다스려 병을 치유하는 큰 방법이다.

藥 약약 到 다다를도 忘 잊을망 療 병고칠료

【能如是】 이렇게 되면 【藥未到口】 약이 입에 닿지 않는다 【病已忘矣】 병을 이미 잊어버린다. 병이 이미 낫는다 【以道治心療病】 도로써 마음을 다스려 병을 치료한다.

2-25 盖眞人之教也　本於天地立心　爲生民立命
개진인지교야는 본어천지입심하고 위생민입명하야
惟心與天　一理之所得者　獨明
유심여천이 일이지소득자라야 독명하야
而能開人心之迷
이능개인심지미니라

진인의 가르침이라는 것은 이러하다. 대자연을 근본으로 하여 자기의 심心을 세우며 생민生民을 자기의 사명으로 여긴다. 오직 심心이 대자연과 같아서 하나의 이치임을 터득한 사람만이 자신이 홀로 아는 마음이 밝아서 인심人心의 미혹함을 깨우쳐 줄 수 있다.

獨 홀로독 開 깨우칠개 迷 미혹할미

【盖眞人之教也~】 대개 진인의 가르침이란 것은 ~하다 【天地】 하늘과 땅. 대자연. 대자연이라면 우리가 보고 생각할 수 있는 물리적인 대자연만이 아니라 물리적인 자연과 보이지 않는 정신적인 부분에 이르기까지를 다 포함하는 우주 전체를 총칭하는 말이다. 천天에 대한 개념槪念 정의定義로서 다음과 같은 것이 있다. 「저 푸르고 푸른 것이 하늘이 아니며 저 아득하고 아득한 것이 하늘 아니다. 하늘은 형체나 바탕도 없으며 처음과 끝도 없으며 상하 사방도 없다. 텅 비고 공空하지만 아무리 작은 것에도 없지 않으며 아무리 큰 것도 감싸지 않음이 없다〈蒼蒼非天 玄玄非天 天無形質 無端倪 無上下四方 虛虛空空 無不在 無不容〉《桓檀古記》【本於天地立心】 대자연을 근본으로 하여 마음을 세운다. 즉, 대자연의 마음을 자기의 마음으로 삼는다는 뜻 【爲生民】 백성을 살리기 위하여 【立命】 사명으로 여긴다. 사명으로 설정한다 【惟心與天一理】 오직 마음이 대자연

과 같아서 하나의 이치이다【惟心】 여기서 말하는 심心은 일상적인 우리의 생각과 감정의 차원에서 나타나는 마음이 아니라 인간의 근원으로 돌아간 그 본질적인 순수성과 진실성과 가능성의 마음을 뜻한다【~之所得者】 ~같은 것을 터득한 사람만이【獨明】 자신이 홀로 아는 마음이 밝다【人心】 자기 마음뿐만 아니라 남의 마음을 다 뜻함【能開人心之迷】 능히 인심人心의 미혹함을 깨우쳐 줄 수 있다.

2-26 惟其心與地　一水之所汲者　獨靈
유기심여지가　일수지소급자라야　독령하야
而能滌人心之陋
이능척인심지루니라

오직 심心이 땅과 같아서 한 이치인 물을 길어 마시는 자만이 홀로 아는 마음이 신령스러워 인심人心에 끼인 더러운 때를 씻어줄 수 있다.

汲 물기를급　靈 실령령　滌 씻을척　陋 더러울루

【惟其~者】 오직 ~을 터득한 사람만이【心與地一水】 심心과 지地는 일수一水다. 즉, 마음과 땅이 하나의 이치라는 의미다【惟其心與地一水之所汲者】 오직 심心이 땅과 같아서 한 이치인 물을 길러 마시는 자만이. 땅이 물이라면 사람도 물이다. 땅이 물의 이치로 되었다면 사람도 물의 이치로 되었다. 즉, 땅과 사람은 하나의 이치로 되었고, 그 중에서 나오는 물도 다 하나의 이치로 되었다는 것 을 터득하여 그런 물을 마시는 사람만이【獨靈】 자기가 홀로 아는 마음이 신령스러워【能滌人心之陋】 능히 인심人心에 끼인 더러운 때를 씻을 수 있다.

2-27 故　以一杯之水　而能療醫所不治之疾
고로 이일배지수로 이능료의소불치지질하야
罔不瘳者　豈由水之靈　實資於道之用也
망불추자는 기유수지령이리니 실자어도지용야니라

그러므로 한 잔의 물로써 의원이 다스리지 못하는 병을 고쳐서 병이 낫지 않음이 없는 것은 아마도 그 물의 신령스러움 때문일 것이니, 이것은 실로 도의 작용에 도움을 받은 것이다.

杯 잔배 罔 없을망 瘳 병나을추 豈 그기 資 도울자

【以一杯之水】 한잔의 물로써 【能療~】 ~을 능히 고칠 수 있다 【醫所不治之疾】 위원이 고치지 못하는 병 【罔不瘳者】 병을 낫게 하지 않음이 없다 【豈】 아마도 【豈由水之靈】 아마도 그 물의 신령스러운 작용 때문일 것이니 【資於~】 ~에 도움을 받다 【實資於道之用也】 실로 도의 작용에 도움을 받은 것이다.

2-28 苟非其人　以予爲妄誕
구비기인이면 이여위망탄이니라

진실로 그런 이치를 터득한 사람이 아니면 내가 망령된 헛소리를 한다고 여길 것이다.

苟 진실로구 予 나여 妄 망녕될망 誕 허망한소리탄

【其人】 도道를 통한 그런 사람 【苟非其人】 진실로 그런 이치를 터득

한 사람이 아니면【以~爲—】~을 —라 인정한다【妄誕】망녕된 헛소리【以予爲妄誕】내가 망녕된 헛소리를 한다고 여긴다.

2-29 老子曰「吾言　甚易知　甚易行
노자왈「오언은 심이지하고 심이행이나
天下莫能知　莫能行　是以　知我者希
천하막능지하고 막능행하니 시이로 지아자희하고
則我者　貴」
칙아자는 귀라」하니라

노자가 말하기를「내 말은 매우 알기 쉽다. 행하기도 쉽다. 그러나 세상 사람들은 잘 알지 못하고 잘 행하지 못한다. 그러므로 나를 아는 사람은 드물고, 나를 본받는 자는 귀하다」고 했다. [노자도덕경老子道德經 제칠십장第七十章 지난知難]

易 쉬울이 希 드물희 則 본받을측 貴 귀할귀

【甚易知】매우 알기 쉽다【甚易行】매우 실천하기 쉽다【天下】세상 사람들【莫能知】잘 알지 못한다【莫能行】잘 실천하지 못한다【是以】그러므로【知我者希】나를 아는 사람은 거의 드물다【則我者貴】나를 본받는 자는 귀하다.

2-30 又曰「上士 聞道 勤而行之 中士
우왈「상사는 문도하고 근이행지하며 중사는
聞道 若存若亡 下士 聞道 大咲之
문도하고 약존약망하며 하사는 문도하고 대소지하나니
不咲 不足以爲道」
불소면 부족이위도」라하니라

또 말하기를「훌륭한 선비는 도를 들으면 부지런히 그것을 실천하고, 웬만한 선비가 도를 들으면 실천하는 듯 마는 듯 하고, 모자라는 선비가 도를 들으면 그것을 크게 비웃어 넘긴다. 웃음을 당하지 않으면 도라 할 수 없다.」고 했다. [노자도덕경老子道德經 제십일장第四十一章 동이同異]

聞 들을문 勤 부지런할근 若 같을약 存 있을존 亡 없을망 咲 웃을소(笑의 古字)

【上士】 아주 훌륭한 선비 【聞道】 도를 듣다 【勤而行之】 부지런히 그것[도道]을 실천한다 【中士】 웬만한 선비 【若存若亡】 있는 것 같기도 하고 없는 것 같기도 하다. 즉, 실천하는 것 같기도 하고 안하는 것 같기도 하다 【下士】 모자라는 선비 【大咲之】 크게 비웃음을 당하다 【以爲】 생각하기를 【不足以爲道】 도라 생각할 수 없다.

2-31 內觀經 曰「知道易 信道難 信道易
내관경에 왈「지도이하고 신도난하며 신도이하고
行道難 行道易 得道難 得道易
행도난하며 행도이하고 득도난하며 득도이하고
守道難 守而不失 乃可長生」
수도난하나니 수이불실이면 내가장생」이라하니라

《내관경》에 이르기를「도를 알기는 쉬우나 도에 대한 신념을 갖기란 어렵다. 도에 대한 신념을 갖기는 쉬우나 도를 몸소 실천하기는 어렵다. 도를 일시적으로 실천하기는 쉬우나 도를 실천하여 그 성과를 체득하기란 어렵다. 득도는 쉬우나 득도의 상태를 계속 지켜나가기란 어렵다. 도를 지속해 나가면서 잃지 않으면 장수한다」고 했다.

觀 볼관 經 책경 易 쉬울이 信 믿을신 難 어려울난 得 얻을득 守 지킬수 失 잃을실

【《내관경內觀經》】 도가의 책으로 자기의 내면을 관찰하여 병을 고치는 데 대하여 쓴 글 【知道】 도를 지식의 수준으로 안다 【信道】 도에 대한 신념 【行道】 도를 몸소 실천함 【得道】 도를 실천하여 그 성과를 체득함 【守道】 득도의 상태를 계속 지켜 나감 【守而不失】 지속해 나가면서 잃지 않는다 【乃可～】 마침내 ～할 수 있다.

3 마음을 편안하게 하는 보약

의원은 병을 고치지 못한다. 자기가 고친다. 30가지로 된 수양의 덕목을 일상생활에 실천하여 병이 생기지 않도록 자기 자신을 가꾸어야 한다.

중화탕中和湯

마음을 다스리기 위해 구체적인 생활을 어떻게 해야 할 것인가. 중화탕中和湯을 복용해야 한다. 여기에 나와 있는 30가지의 생활 덕목이 바로 중화탕이다.

기본적으로 인간은 정직하고 순수해야 하며 대자연의 도리를 어기지 말아야 한다. 인간뿐만 아니라 다른 생명체도 이 대자연 속에서 다 같이 생生을 누리고 있는 평등한 존재들이기 때문에 그들의 생명도 소중히 여기는 마음씨를 가져야 한다. 근검절약으로 생활하는 습성을 가져야 하며 인자仁慈한 마음으로 남을 돕되 베풀어 준다는 공功을 생각하지 말아야 한다.

인간은 나 이외의 타자他者와의 관계에서 항상 갈등하고 있다. 갈등 때문에 마음에 상처를 받고 병이 생긴다. 그렇다면 생활에서 오는 갈등을 해소할 수 있는 방법은 없겠는가. 있다. 중화탕을 복용하는 일이다. 여기서 말하는 30가지 덕목德目의 실천에 노력할 때 인간적인 갈등이 해소 될 수 있을 것이다.

중화탕中和湯 마음을 중화中和로 되게 하는 보약

中 알맞을중 和 순할화 湯 탄약탕

【中和湯】 한약 재료를 처방 조제하여 물을 붓고 끓여서 약으로 복용하는 것을 탕湯이라 한다. 그러나 여기서 탕湯이라고 하는 것은 물질적인 약이 아니라 정신적인 약을 의미한다. 중화中和라는 것은 모든 것을 중도中道로 화합和合 시키는 것을 말한다. 즉, 인간의 성정性情이 한쪽으로 치우치지 않고 과불급過不及이 없는 바른 상태를 중화中和라고 말한다. 도를 닦아 마음을 잘 다스리면 심신이 중화의 상태를 유지해서 장생한다는 뜻에서 중화탕中和湯이라 이름을 붙인 것이다. 여기서 나온 중화탕의 재료는 30가지다. 이 재료는 유형有形의 물질적인 한약이 아니라 무형의 정신적인 덕목德目이다. 이런 덕목을 실천하면 마음이 편안하여 병이 생기지 않을 뿐만 아니라 생긴 병도 치유될 수 있다는 의미에서 30가지의 덕목은 약藥이다. 따라서 이 덕목은 정신과 심리적 치료를 바탕으로 육체적인 질병도 치유할 수 있기 때문에 이를 상징적으로 중화탕이라고 한 것이다.

3-1 專治醫所不療一切之疾 服之 保固元氣
전치의소불요일체지질하리라 복지하면 보고원기하고
邪氣不侵 萬病 不生 可以久安長世
사기불침하며 만병이 불생하야 가이구안장세하야
而無憾也
이무감야니라

[이 중화탕은] 의원이 치료하지 못하는 모든 병을 전적으로 치료한다. 이것을 복용하면 원기를 굳건히 보존하고 나쁜 기운이 침범하지 못하여 모든

병이 생기지 않고, 오래도록 편안하게 살아갈 수 있어 조금도 근심할 바가 없다.

專 오로지전 治 다스릴치 醫 의원의 療 병나을요 服 먹을복 保 지킬보 固 굳을고 元 으뜸원 邪 간사할사 侵 침노할침 憾 서운할감

【專治~】 ~전적으로 치료한다 【服之】 이것(중화탕)을 복용한다 【保固】 굳게 지킴 【元氣】 심신心身의 정력精力 【邪氣】 나쁜 기운 【可以~】 ~을 할 수 있다 【久安長世】 오래도록 편안하게 살아감 【無憾也】 근심할 바가 없다.

[1] 사무사思無邪 마음에 거짓을 없애라

思 어조사사(발어發語의 조사나 어미語尾의 조사) 無 금지할무 邪 사특할사[삐뚤어진 생각과 생활 태도]

【편역자의 한마디】 《논어論語》 위정爲政 편의 공자의 말에 「시경詩經 삼백편의 시詩는 한마디로 말해 그 순수함에 있다 〈시삼백詩三百 일언이폐지一言以蔽之 왈사무사曰思無邪〉」라는 말이 있지요. 시삼백詩三百은 《시경詩經》에 실려 있는 305편의 시를 말하지요. 일언이폐지一言以蔽之에서 폐蔽는 보통 덮을폐, 정할폐자인데 여기서는 정할폐 즉, 단정할폐자로 새겨야 돼요. 왈曰자는 '말한다면'의 뜻이지요. 따라서 일언이폐지왈一言以蔽之曰은 '한마디로 단정해서 말한다면'의 뜻이지요. 사思는 생각한다는 뜻이 아니고 어조사로 쓴 것이에요. 처음 말을 끄집어낼 때나 어구의 끝에 쓰는 글자지요. 한문은 뜻글이고 또 하나의 글자가 문장에 따라 여러 가지로 쓰이지요. 사思가 나오면 언제나 생각할 사자로 그 뜻을 이해하면 안 되지요.

무사無邪에서 무無는 금지하는 말이에요. 따라서 무사無邪는 '마음에 사특함이 없도록 하라'는 뜻이지요. 사특하다는 것은 거짓이 없다는 정직성正直性과 순수성純粹性을 말하는 것이지요. 공자는 중국 고대의 민간에서 부르던 노래와 또 신神을 제사 지낼 때 부르던 송가頌歌를 정리하면서 그 시詩 정신의 순수성을 높이 사고, 그의 사상 속에 이를 인용한 것이지요. 그래서 유가儒家에서는 시경詩經을 매우 중요한 경전으로 삼았지요. 퇴계 선생께서도 이 사무사思無邪라는 말을 매우 좋아하셨어요.

사람이 살아가는데 있어서는 순수하게 정도를 밟아 원리 원칙대로 살아가는 것이 좋지요. 법을 지키면 손해 본다는 말이 있지만 이는 잘못된 생각이라고요. 법을 지키지 않으면 결과적으로 사회가 잘못되기 마련이거든요. 법을 지키지 않아 일시적으로는 자기가 이익을 보는 듯해도 어디엔 가는 좋지 못한 일이 생기며 누군가가 해를 보기 마련이잖아요. 법을 지키지 않고 정도로 가지 않으면 부분적으로 이익을 보는 면이 있다 하더라도 전체적인 시스템이 무너지지요.

누가 간혹 편법으로 무엇을 요구할 때 필자는 '원리원칙대로 해라. 순수해라. 지금 어렵고 귀찮고 손해 보는 듯해도 오히려 좋은 결과를 가져오는 것이다'라고 강조하지요. 보세요. 부정으로 뇌물을 받을 때는 좋지만 쇠고랑 찰 때는 어떤가요. 그러니 손해보고 가난하게 살더라도 순수하게 정도로 사는 것이 안전하고 행복한 길이 아니겠어요? 사무사思無邪라는 말이 바로 이런 뜻이라고요.

[2] 행호사行好事　좋은 일을 실천하라

行 실행할행 好 좋을호 事 일사

【편역자의 한마디】 나와 남 모두에게 이로운 일이 좋은 일이지요. 좋은 일이란 큰 것만이 좋은 일은 아니지요. 조그마한 친절을 남에게 베푸는 일

도 매우 좋은 일이에요. 아침에 사람을 만나 친절히 인사하는 말 한마디도 좋은 일이고, 길가에 떨어진 쓰레기 하나라도 치우면 그것이 좋은 일이라고요. 티끌 모아 태산이라 하잖아요. 조그마한 좋은 일이 모여 크게 되는 거 아니겠어요? 어디 처음부터 큰 것이 있나요. 그러니 아주 적고 남의 눈에도 띠이지 않은 거라도 좋은 일이면 서슴없이 하는 습관을 길러야 해요. 습관이 중요해요. 적은 일이라도 좋은 일을 자꾸 쌓아 나가야 크게 좋은 일도 하게 된다고요.

「물이선소이불위勿以善小而不爲　물이악소이위지勿以惡小而爲之」라는 말이 있지요. 중국 삼국 시대 초나라 유비가 아들에게 왕위를 물려주면서 한 말이지요. 이거 참 좋은 말이라고요. 「착한 일이 아무리 적다고 해도 그만두지 말고 악한 일이 아무리 적다고 해도 해서는 안 된다.」는 뜻이지요.

만약 온 세상이 다 알아야하고 이름이 날만한 그런 일이 아니면 하지 않겠다고 한다든가, 적어도 내가 하는 일을 남이 알아주어야만 한다는 마음으로 세상일을 한다면 어떨까요. 이런 사람은 좋은 일을 하는데 마음이 있다기 보다는 명성을 얻거나 칭찬을 받는데 마음이 있는 것이고 좋은 일 자체에 마음이 있는 것은 아닐 테니까 위선僞善이 되지 않을까요. 역사적으로 보더라도 명성을 날리기 위한 노력에는 나쁜 짓거리도 많이 있었던 것을 볼 수 있잖아요. 따라서 눈에 잘 띠지 않는 조그마한 좋은 일을 많이 실천하라는 것이 행호사行好事의 진정한 뜻이라고요.

[3] 막기심莫欺心　자기 마음을 속이지 말라

莫 없을막 欺 속일기

【편역자의 한마디】 남을 속이려는 마음을 내지 않아야 속이게 되는 일도 없겠지요. 남을 속인다는 것은 자기의 마음을 속이는 일이지요. 왜냐하

면 먼저 나를 속이지 않고는 남을 속일 수 없기 때문이지요.

개인 회사나 관공서에서 처리되는 서류를 보자고요. 단 돈 백 원을 지출해도 여러 사람이 도장을 찍잖아요. 왜 서류를 검토하는 사람이 많고 도장을 많이 찍겠어요. 속일 우려가 있다는 것을 전제로 하기 때문이 아니겠어요. 속이는 일이 많기 때문에 관리감독도 많아지고 거기에 따른 비용도 많이 들잖아요.

불교에서는 정직正直한 마음이 불국정토佛國淨土라고 했지요. 그래요. 사람들이 남을 속이지 않고 정직하게만 살아간다면 우선 평화로운 사회가 될 뿐만 아니라 남을 관리 감독하기 위한 비용도 없을 게 아니겠어요. 그러므로 속이지 않고 정직한 사회야말로 극낙極樂일 겁니다. 막기심莫欺心의 교훈은 바로 이런 것이지요.

[4] 행방편行方便 적절한 방법을 이용하라

行 실행할행 方 술법방 便 편할편

【편역자의 한마디】 방법을 방편이라 하지요. 어떻게 보면 인간은 방편으로 살아간다고 말할 수 있어요. 우리 주위를 돌아보면 모든 것이 방편이라 할 수 있어요. 밥을 먹는데도 방편이 있고 잠을 자는데도 방편이 있고 돈벌이를 하는데도 방편이 있고 차를 타는데도 방편이 있지 않을까요? 왜냐구요? 우리는 그런 것을 통해서 생활하기 때문이니까요. 방편은 목적이 아니라 수단이지요.

공부도 방편을 써서 하고 도道를 닦는데도 방편을 택해서 수행遂行하며 일상생활에서 예의범절이나 윤리 도덕을 지키는데도 방편을 택해 실천하는 것이라 볼 수 있지 않을까요? 그러므로 방편이 없거나 나쁘면 일상생활이 매우 불편하거나 불건전해진다는 것을 알 수 있겠지요. 그러므로 방편이 좋아야 인간 생활에 차질이 없을 거예요. 다만 방편을 목적으로 착각하면 안 되지요. 행방편行方便은 바로 이런 뜻이 아닐까 생각되는군요.

[5] 수본분守本分 자기의 본분을 지키라

守 지킬수 本 밑본 分 분수분

【편역자의 한마디】 자기의 역량과 자기의 위치를 잘 판단해서 무리한 욕심을 내지 말고 순리대로 살아가야 탈이 없지요. 세상에는 자기의 분수를 모르고 날뛰다가 패가망신敗家亡身하는 사람이 있지요. 본분이라는 것은 지금 자기가 처해 있는 환경에서 자기가 할 수 있는 직분이라 말할 수 있어요. 시골 조그마한 마을의 일도 제대로 처리하지 못하는 능력으로 지자체地自體의 장長으로 앉을 수는 없겠지요. 만일 그런 무능력자가 중책을 맡는다면 이는 자기를 망칠 뿐만 아니라 국민에게 해를 입히는 결과가 되겠지요.

그러므로 본분을 지킨다는 것은 자기를 안전하게 할 뿐만 아니라 남과 그리고 더 나아가 온 사회를 안정시켜주는 일이 되지 않을까요? 수본분守本分이라는 말은 소극적으로는 자기를 보호하는 것이 되고 적극적 의미로는 사회를 건전하게 하는 요인이 된다고 볼 수 있겠지요.

[6] 막질투莫嫉妬 시기하고 샘내지 말라

嫉 시기할질 妬 샘할투

【편역자의 한마디】 사촌이 논을 사면 배가 아프다는 속담이 있지요. 배가 아프다는 것은 바로 질투심을 말하는 것이지요. 상대방이 나만 사랑해주어야 하고 남을 사랑해서는 안 된다는 마음이 질투지요. 내가 성공을 해야

지 남이 성공하면 속이 상한다는 것이 질투구요.

질투심이라는 것은 속 좁은 사람에게만 있는 것이 아니지요. 나에게 이로운 것이 남에게도 이로움을 주는 것이 많이 있기는 하지만 대체로 인간은 이기적인 동물이기 때문에 남의 이익을 그대로 두고 보기 힘든 것이 사실이에요. 솔직히 말해서 이기적인 마음이 없는 사람이 있을까요. 질투심이란 이기적인 마음에서 솟아나는 것이지요.

그러나 이기적인 자기중심주의에서 벗어나 남의 이익과 행복에도 같이 기뻐하고 손뼉 쳐 줄 수 있으면 그런 사람이야말로 훌륭한 인격자지요. 도道를 닦으면 그럴 수 있다고 동서고금의 성자聖者들은 말하고 있지요. 막질투莫嫉妬 이 세 글자는 인간의 이기심에 대한 경구警句지요.

[7] 제교사除狡詐 교활하고 간사한 꾀를 짓지 말라

除 덜(없앨)제 狡 교활할교 詐 속일사

【편역자의 한마디】 겉으로는 남을 도우는 척 가장하면서 마음속으로는 남에게 해가 돌아가도록 계획하는 교활한 짓거리가 교사狡詐지요. 예를 들면 만원에 팔아도 충분히 이익이 날 상품을 5만원에 정가를 붙여 놓고 반을 더 깎아 2만원에 팔겠다고 하는 행위가 바로 교사예요. 자본주의 사회에서는 경쟁을 생활 목표로 하는 상거래가 많아 이런 교활한 일이 일어날 수 있는 가능성은 많이 있지요. 또한 우리가 많이 경험하는 바이고요.

제교사除狡詐 즉, 교사狡詐를 제거除去하라는 이 말은 경쟁 일변도의 사회에 있어서 특히 잘 준수해야 할 교훈이라 생각해요.

[8] 무성실務誠實 정성스럽고 참되도록 힘써라

務 힘쓸무 誠 정성성 實 실행할실

【편역자의 한마디】 성실을 교훈으로 하는 학교도 많고 회사도 있고 관공서에도 이 두 글자를 써서 벽에 걸어 놓고 있는 곳이 많아요. 성실은 대인관계에 있어서 남을 믿고 대할 수 있는 첫째가는 덕목德目이지요. 특히 정보화 사회에 있어서는 정보처리에 종사하는 사람이 성실하지 못하면 개인적인 피해도 있을 뿐만 아니라 사회적으로도 큰 혼란이 온다고들 합니다. 만약 성실하지 않으면 그 자체로도 범죄를 저지르는 격이 되지요.

왜냐구요? 성실하지 않다는 것은 남을 속이는 요소가 있다는 말이 아닐까요? 현대 사회에 있어서 모든 생산 제품은 성실을 바탕으로 만들어야 하지 않을까요. 불성실하게 만든 제품을 살 사람은 없을 테니까요.

회사나 조직에서 사람을 뽑을 때는 그 사람의 재주보다는 얼마나 성실한가를 제일 조건으로 보는 것이 아직 우리 사회에서의 관행이지요. 일자리를 구하려고 하는 면에서 보면 거리에 사람은 수 없이 많아요. 그러나 일자리를 주려고 하는 사람의 기준으로 보면 사람이 없다고 말하지요. 왜 그럴까요. 사람이 많다고 해도 성실하게 근무할 사람을 찾기가 힘들다는 말이 아닐까요. 고등 교육을 받아도 성실하지 못하면 자기 능력은 평가절하平價切下된다고요. 그러니 인간만사를 성공적으로 이끄는 데는 무성실務誠實이 으뜸일거에요.

[9] 순천도順天道 대자연의 도리에 순응하라

順 따를순 天 하느님천 道 이치도

【편역자의 한마디】 종교적 의미가 아닌 일반적인 용어로 천지天地라고 할 때는 대자연을 뜻하는 것으로 생각하지요. 그런데 좀 각도를 달리해 보면 지地는 우리가 육안으로 볼 수 있는 물질적인 자연이라면 천天은 우리가 경험적으로 그 존재를 포착할 수 없는 자연이라 할 수 있을 거예요. 그런데 여기서 말하는 天은 보이는 대자연과 안 보이는 대자연 즉, 말하자면 자연의 섭리攝理같은 것을 다 포함한다고 볼 수 있을 거예요.

인간이 이 대자연 속에 살고 있으므로 보이는 물리적인 자연의 작용이든 머리 속으로만 생각할 수 있는 말하자면 대자연의 이치이든 간에 우리는 이런 작용과 이치에 어긋난 생활은 원천적으로 할 수가 없지요. 「자연을 정복한다.」는 말을 서슴없이 하는 사람들이 있는데 이는 참으로 바보 같은 소리지요. 보세요. 과학도 자연의 이치를 그대로 따라가는 것이 아니겠어요? 우리의 모든 생활을 보세요. 자연의 이치에 거역하고는 단 한 순간도 살 수 없잖아요. 자연을 정복한다는 생각을 조금이라도 하는 사람은 그 사람의 무지와 어리석음과 교만을 나타내는 거라고요.

순천도順天道라는 이 말은 소극적으로 아무런 노력도 하지 않고 되는대로 살아간다는 말이 아니라 적극적인 의미에서 천도天道를 따라 우리의 삶을 가꾸어 나가야 한다는 의미로 해석해야 한다고요. 천도에 순응한다는 것은 바로 이 대자연의 섭리에 따라간다는 말이지요.

[10] 지명한知命限 생명에는 한계가 있음을 자각하라

知 알지 命 목숨명 限 지경한

【편역자의 한마디】 모든 현상적 존재에는 수명이 있지요. 어떤 것도 영원불변한 것은 없다고요. 모든 생물은 수명이 있고 이 지구도 수명이 있으며 이 대우주도 수명이 있지요. 그런데 하물며 사람의 목숨이야 말할 것도 없지요. 우리는 백년을 채 살기 힘들지요. 어떤 지위에 있거나 부를 가지더

라도 잠시 동안 유지될 따름이 아니겠어요. 달도 차면 기울고 화무십일홍花無十日紅이라던가 권불십년權不十年이란 말이 있잖아요. 물론 십년 이상 권력을 누린 경우도 있지만 언젠가는 다 추풍낙엽과 같이 땅에 떨어지는 것이 이치가 아닌가요.

이 지명한知命限이라는 세 글자는 비단 인간의 육체적 생명뿐만 아니라 권력이나 명예 등, 한 인간이나 또는 집단이 누릴 수 있는 기회에는 다 한계가 있다는 것을 가리키는 교훈이지요. 그러므로 우리는 모든 것에 집착하지 말고 아무리 좋은 것이라 할지라도, 다 한계가 있다는 것을 알고, 목숨이 다하더라도 슬퍼하거나 한恨을 품을 필요가 없지요. 그러므로 매사에 끝이 닥치면 훌훌 털고 일어서야 한다고요. 비록 지구地球의 종말終末이 오더라도 천당 가서 또 살겠다는 생각을 말아야 하지요. 왜냐구요. 그게 다 인간의 부질없고 어리석은 욕심일 뿐이지요.

[11] 청심淸心　마음을 맑게 하라

淸 맑게할청

【편역자의 한마디】 마음을 맑게 하라는 것은 말은 쉬워도 그렇게 하기는 매우 힘들지요. 우리가 마음 마음 하지만 무엇이 마음인가에 대해 말해보라 하면 매우 어려운 일이에요. 우리가 보통 마음이라 하는 것도 따지고 보면 그 내용이 매우 복잡하고 깊지요. 우선 우리가 일상 쓰는 심리학적인 차원에서 분류하더라도 마음을 크게 네 가지 차원으로 나눌 수 있어요.

첫째는 보고 듣고 하는 감각 수준의 마음[감각感覺]이 있고, 둘째는 사고思考 하고 판단하는 의식 수준의 마음[의식意識]이 있고, 셋째는 이기적利己的이고 자기 보존을 위한 잠재적인 수준의 마음[잠재의식潛在意識]이 있고, 넷째 모든 인체 내의 생리적인 활동을 관장하며 생명 그 자체를 유지시키는 무의식적 수준의 마음[무의식無意識]이 있다고 볼 수 있어요. 이런 마음은 모두 일심一心이라고 하는 한 마음에서 나왔지만 구체적인 활동에는 각각의 기능을 발휘하고 있어요. 따라서 청심한다고 할 때 어느 수준의 마음을 맑게 하는가 하는 것이 문제되지요.

욕심을 적게 하고 자기의 이기적인 면만을 고려하지 않고 남이 있다는 생각아래 청순淸純한 삶을 살아가는 뜻이라면 아마도 제삼 수준의 마음인 잠재의식을 맑게 해야 하겠지요. 물론 마음이라고 하는 정신일반을 다 맑게 해야 하겠지만 제일 문제가 되는 부분은 각자의 이기적인 잠재의식이라고요. 첫째로 이기적인 잠재의식이 맑아져야 다른 마음의 부분이 순수해질 수 있을 거라고요.

마치 물에는 물 이외에 불순물이 섞이지 않고 물만 있을 때 깨끗한 물일 수 있는 것과 같이 마음에도 잡념이 없이 '마음'이라고만 하는 그 순수하고 온갖 것을 다 아는 광명정대光明正大한 가능성만 있을 때 맑은 마음이라 할 수 있겠지요. 실제로 맑은 마음을 유지하기란 쉬운 일이 아니지만 청심淸心이란 두 글자는 사람을 보다 순수하고 성聖스럽게 만드는 첫째 요인이라 할 수 있지요.

[12] 과욕寡慾 욕심을 적게 하라

寡 적을과 慾 욕심욕

【편역자의 한마디】 욕심에는 식욕 성욕과 같은 생리적이고 동물적인 욕구도 있으며 명예욕 권력욕 같은 인간적인 욕구도 있어요. 전자인 경우에 욕慾자를 쓰고 후자인 경우에 욕欲자를 쓰지요. 한문은 뜻글이라서 두 글자가 음은 같으나 뜻은 다르지요. 여기서 욕심이란 전자를 뜻하는 것이지요. 과도하게 먹거나 주색에 빠지면 육체적으로 병에 걸리고 인간적인 면에서도 바람직하지 못하지요. 이런 욕구를 지나치게 만족시키면서 살아가면 늙어서 온갖 병에 시달리게 되는 것은 불 보듯 뻔한 사실인데도 사람들은

순간적인 욕구를 참지 못하여 과도한 욕심慾心으로 자신을 망치기가 일수지요. 음식도 알맞게 조금 먹고 색욕도 어느 정도 절제하면서 동물적인 욕구를 조화 있게 잘 제어할 때 사람은 건강하게 살 수 있는 것이지요.

인간 만사에 있어 불행의 십중팔구는 과도한 욕심慾心으로 생겨나지요. 현대인은 물질적으로 풍족한 생활을 하다보니 자기도 모르게 과욕過慾이 생겨나기 일쑤이고 또 풍족한 물질적 생활을 하다보니 감각이 둔해져서 과욕寡慾의 좋은 점을 모르고 지내기 일쑤지요. 실로 과욕寡慾한 사람에게는 재앙이 붙을 소지가 아예 없지요.

[13] 인내忍耐　참고 견디어라

忍 참을인 耐 견딜내

【편역자의 한마디】 하루를 참으면 백날이 편하다는 말이 있잖아요. 참는 것은 미덕美德중에도 가장 좋은 미덕이지요. 왜냐하면 참지 않고는 살아갈 수 없는 것이 인간 사회이기 때문이지요. 인간은 각자의 욕구를 충족시키려고 하기 때문에 유한한 물자를 서로 많이 가지려 하다보니 사람과 사람 사이에 항상 경쟁적인 상태가 존재하기 마련이지요. 그러므로 자기의 목적을 백퍼센트 달성하려고 하면 반드시 남의 욕구와 맞부딪치게 되기 일쑤이지요. 그러므로 참지 않으면 살아갈 수 없다는 것이 인간사회의 엄연한 현실이라고요.

우리가 음식을 먹는데도 참고 견딜 수 있는 힘이 필요해요. 먹고 싶은 술을 금한다든가, 피우고 싶은 담배를 피우지 않으려면 무엇보다도 인내력이 필요한 것이지요. 술과 담배가 좋지 않다는 것을 다 잘 알면서도 쉽사리 그것을 끊지 못하는 것은 다 인내력이 부족한 때문이 아닐까요. 그런데 인내력을 키우려면 상당한 노력이 요구되지요.

우리나라는 술과 담배에 대해서도 세계 제일의 흡연국이고 음주국에 속한다고 해요. 조선시대 우리나라에 담배가 처음 수입되었을 때 이산해李山海는 구물흡九勿吸이라는 흡연 윤리를 주장했지요. 어른 앞에서는 담배 피우지 말라. 여자는 남자 앞에서 담배 피우지 말라. 병자는 피우지 말라 등 아홉 가지였지요. 17세기 중반 청나라에서는 흡연가를 처형했지요. 영국의 제임스1세는 흡연을 야만인의 풍습이라 했고 러시아의 로마노프 왕조는 흡연자를 시베리아로 유배하고 재산도 몰수했다고 해요. 소아시아의 오스만 튀르크 제국의 무라트 4세는 담배를 피우는 자를 길거리에서 보면 가차 없이 목을 베었다고 해요.

지금 통계적으로 보면 우리나라의 남고생 세 사람 중에 한 사람은 담배를 피운다고 해요. 여고생은 열 사람 중 한 사람 꼴이고요. 중고생도 남녀할 것 없이 많이 피운다고 해요. 청소년의 흡연과 음주 인구가 급증하고 있다고 해요. 이것이 문제 중의 문제지요. 다 인내력의 부족 탓이지요. 그러므로 인내력을 기르는 효과적인 방법을 개발해야 되지요. 심리적인 면에서 또 철학적인 면에서 더 나아가 종교적인 면에서 말이에요.

그런데 '참고 견디라'라고 할 때 주의할 것이 있어요. 마음속에 불만을 품고 겉으로만 참아서는 진정으로 참는 것이 못되지요. 속으로 화나는 감정을 겉으로 표출하지 않는 상태로 참으면 도리어 화병이 생겨 위생상 매우 나빠요. 그러므로 마음속에 그런 화나는 마음이라든가 심리적인 갈등 요소를 완전히 마음으로부터 털어 없애는 것이 진정으로 참는 것이에요. 이렇게 되려면 각자 자기 나름대로 상당한 공부와 노력이 있어야 하지요. 이런 것이 인내忍耐의 참 뜻이지요.

화가 났을 때 화풀이 하지도 않고 그렇다고 자신의 마음을 병이 날 정도로 화를 참는 것도 아니면서도 화를 효과적으로 처리하는 방법이 있지요. 말하자면 화가 나는 자신의 마음을 알아차리고 관찰하는 방법이지요. 화가 나는 자신의 마음을 마치 남의 마음처럼 가만히 들여다 보는 것이지요. 화가 나는 마음을 가만히 들여다보고 있으면, 그런 마음이 없어지던가 아니면 남의 마음처럼 보고만 있을 수가 있지요. 그렇게 되면 자신이 자신의 화 나는 마음에 구속되지 않고 마음이 평화로울 수가 있으니 자연히 인내의 효과가 있게 되는 것이지요.

[14] 유순柔順 부드럽고 순 하라

柔 부드러울유 順 따를순

【편역자의 한마디】 사람이 일생을 살아가다 보면 온갖 일을 다 겪게 되잖아요. 좋은 일도 있을 것이고 나쁜 일도 생기게 되지요. 자기가 좋아하는 일도 하지 못하게 될 경우도 있을 것이고 자기가 싫어하는데도 해야 할 일도 많이 생기기 일쑤지요. 그럴 때마다 마음이 유연하지 못하고 딱딱하면 어떻게 될까요. 매우 괴롭겠지요. 그런 일이 계속되면 병이 나겠지요. 마음을 부드럽게 가져야만 몸도 부드러워 병이 생기지 않는다고요.

사람들은 남을 이기고 잘 살려면 강하게 나가야 된다고 보통 생각하지요. 목소리 큰놈이 이긴다고 말하지요. 유순하게 나가다보면 항상 남에게 뒤지고 못살게 된다고 하지요. 강하고 굳세어라. 이기고 앞서가라. 이것이 처세의 원칙이라 말하지요. 그러나 강하면 부러진다는 말도 있고 유순제강柔能制强 즉, 부드러운 것이 굳센 것을 제압한다는 말도 있잖아요.

물론 사람이 살다보면 강하게 나갈 때는 강해야 하지만 일상적으로 기본적인 마음가짐이나 태도는 항상 부드럽고 순해야만 남에게 호감을 살 수 있을 것이고 또 부드러움을 평소에 간직할 때 오히려 유사시 강해질 수 있다는 이치를 망각해서는 안 되지요.

나무를 보세요. 죽은 나무 가지는 딱딱 하지만 살아 있는 나무 가지는 부드럽잖아요. 모든 동식물이 다 그렇지요. 산 것은 부드럽고 죽은 것은 딱딱하지요. 생명은 부드러움에 있고 딱딱함에 있는 것이 아니지요. 여기서 유순柔順이라는 것은 부드럽게 자연의 이치를 잘 따라가라는 그런 뜻이지요. 그래야만 생명력이 길게 유지 된다고요.

[15] 겸화謙和 겸손하고 화목하라

謙 겸손할겸 和 화목할화

【편역자의 한마디】 흔히들 '제 잘난 멋에 산다.'는 말이 있지요. 그래서 모두들 제각기 잘났다고 뽐내기가 일수지요. 특히 요즈음 같이 개인주의가 발달한 사회에 있어서는 각자 자기의 있는 장점 없는 장점들을 드러내고 경쟁하면서 살아가고 있지요.

공자孔子가 말했잖아요. 군자君子는 화이부동和而不同하고 소인小人은 동이불화同而不和이라고요. 각자 자기의 개성을 살리면서 화합하는 것이 화이부동이라고요. 부동不同은 각자의 개성과 입장은 동일하지 않다는 말이에요. 각자의 입장과 개성이 다르기는 하지만 그것을 살려 가면서 전체적으로 화합해 나간다고 하는 것이 화이부동의 의미지요. 그러나 표면적으로는 화합한 듯해도 속마음은 불만으로 가득 차 있는 것이 동이불화同而不和라고요. 동同은 각자의 개성과 특성이 동일하지는 않으나 전체를 위해 동일하게 꾸민다는 뜻이지요. 화이부동은 민주주의 방식이고 동이불화는 전제군주적인 방식이지요. 민주주의 사회에 있어서는 각기 다르면서 어떻게 화합하는가하는 것이 생활의 요체인 것이지요. 그것이 사회를 민주적으로 이끌어 갈 수 있는 커다란 덕목德目이고요.

좋은 사회가 되려면 제각기 자신을 뽐내기보다는 서로 양보하고 겸손하면서 화합하는 것이 보다 더 중요하지요. 서로 겸손과 화합을 미덕으로 삼고 노력하면서 서로를 위해주는 그런 사회가 바람직한 사회 일거예요. 그렇지 않고 각자 제 잘났다고 뽐내기만 한다면 그런 사회는 항상 경쟁과 갈등이 그칠 날이 없을 겁니다. 그러므로 민주 사회일수록 겸화謙和의 미덕을 강조해야 할 거라고요.

[16] 지족知足　나의 분수에 만족하라

知 알지 足 만족할족

【편역자의 한마디】 재산이 많아도 가난하게 사는 사람이 있고 돈이 없어도 부자로 사는 사람이 있지요. 아무리 재산이 많다 한들 마음속으로 늘 부족함을 느낀다면 가난한 것이 아닐까요. 돈이 별로 없더라도 마음속으로 풍족함을 느끼고 욕심을 부리지 않고 낙천적樂天的으로 살아간다면 부자가 아니겠어요.

사람이 육체적인 생명을 유지하기 위해서는 하루 밥 세 끼만 먹을 수 있으면 되잖아요. 그러므로 권력이나 명예욕 같은 인간적인 욕심이 없이 항상 자기 처지에서 만족함을 느끼고 살아간다면 그런 사람은 자기 수입이 적다해도 행복하게 살아갈 수 있겠지요. 그러나 밥만 먹고 살 수 없다. 권력과 명예를 얻어야 하겠다고 늘 불만에 쌓여 한없이 욕심을 추구한다면 그런 사람의 속마음은 어떨까요. 늘 불안하고 행복한 감정은 느낄 수 없을 것이고 따라서 그의 인생은 매우 괴롭겠지요.

만족을 느끼는 것과 불만족한 상태로 사는 것과를 개인적 차원에서만 아니라 사회적인 측면에서도 고려해야 할 거예요. 한 개인의 불만이 사회적인 불안요소로 작용할 수도 있을 거라고요. 사회적으로 각종 범죄가 일어나는 것도 요즈음에는 세 끼 밥을 먹지 못해 일어나는 것이라기보다는 자기의 불만을 해소하려는 것 때문에 일어나는 경우도 많지요. 그러므로 지족知足은 자기 개인을 행복하게 할 뿐만 아니라 사회적인 평화를 가져오는 요인도 된다고 할 수 있어요.

[17] 염근廉謹 청렴하고 삼가라

廉 청렴할렴 謹 삼갈근

【편역자의 한마디】 공무원 중에 깨끗하고 부지런한 사람을 청백리淸白吏라 하지요. 공무원이라 하면 국민의 공복公僕이기 때문에 청렴하고 처신에 있어서 삼가는 자세를 취하는 사람을 모범 공무원으로 국가에서는 표창하고 있지요. 지위 고하를 막론하고 부패한 공무원이 많으면 국민의 삶은 도탄塗炭에 빠진다는 것은 역사가 다 증명해 주잖아요.

여기서 퇴계선생의 일화 한 토막을 소개하겠어요. 선생께서 단양 군수로 봉직한 때가 있었지요. 선생은 고을을 다스리는 일은, 모든 것을 쉽고 조용하게 하여 요란스럽지 않음을 숭상하였지요. 한번은 선생이 단양을 떠나서 죽령에 이르렀을 때 관졸이 벼를 짊어지고 앞에 와서 말하기를 「이것은 관아의 밭에서 거둔 것인데 관례상 노자路資로 쓰는 것이므로 드리는 것입니다」 하였어요. 선생이 말씀하시기를 「나는 시키지도 않았는데 네가 어찌 이렇게 짊어지고 왔단 말이냐?」 하고 물리쳤어요. 선생은 풍기 군수를 그만두고 고향으로 돌아올 때, 가지고 돌아온 짐이라야 책 몇 권뿐이었고, 담아온 상자는 집에 온 다음에 관리 편에 되돌려 보냈다고 해요. 이것은 선생이 몸소 실천한 염근廉謹의 본보기이지요.

[18] 존인存仁 어진 마음을 보존하라

存 보존할존 仁 어질인

【편역자의 한마디】 아무리 악한 사람이라 할지라도 착한 마음은 다 있고 때로는 착한 일도 한다고요. 또 비록 착한 사람으로 평가받는 사람이라

할지라도 악한 마음이 전혀 없지는 않지요. 그런데 문제는 얼마나 착한 마음을 오래 유지하는가. 즉, 존인存仁 할 수 있는 기간에 따라 착한 사람인가 아니면 악한 사람인가 하는 것이 갈리는 것이라 볼 수 있어요. 항상 존인存仁의 상태에 있으면 성자聖者지요.

공자의 제자에 안연顔淵이란 분이 있었어요. 그는 젊은 나이로 요절夭折했지요. 공자는 안연이 죽자 「하늘이 나를 버렸구나, 하늘이 나를 버렸구나」하고 탄식했다고 해요. 공자의 제자들이라면 다 착한 사람들일 텐데도 대개는 며칠 정도, 길다고 해야 한 달 정도밖에는 어짊 〈인仁〉을 지속하지 못했고 안연은 세 달 동안이나 인仁을 지속할 수 있었다고 〈삼월불위인三月不違仁〉해요. 그래서 안연이 죽자 공자는 슬퍼했던 것이지요.

사람이 좋다 나쁘다 하는 것은 얼마나 오래도록 존인存仁의 상태를 유지하는가에 달려 있다고 하겠어요. 그러므로 존인의 상태를 오래도록 유지하기 위한 노력을 유가儒家에서는 으뜸가는 공부로 간주하고 있지요. 조선시대 때는 글을 배워서 과거 급제하는 사람을 선비라고 하지 않았고 행위에 있어서 말하자면 존인한 사람을 선비로 칭송했던 것이지요. 이와 같이 유가의 인간관에 있어서는 존인存仁이 그 가치관의 척도라고 할 수 있다고요.

존인存仁이면 성자聖者임으로 보통 사람은 감히 꿈도 못 꾼다고 생각하겠지요. 그런데 아니지요. 퇴계선생 수신십훈修身十訓에 보면 그 첫 번째에 「뜻을 세움에는 마땅히 스스로 성인聖人이 될 것을 기약해야 하고 절대로 못났다는 생각을 갖고 후퇴하지 말라 〈입지당이立志當以 성현자기聖賢自期 불가존퇴탁지념不可存退托之念〉」고 있어요. 사람이면 누구나 다 하늘의 성품을 받아 자기의 마음이 되었음으로 빈부귀천貧富貴賤 남녀노소男女老少 누구나 성인의 자질은 다 타고났기 때문에 노력만 하면 누구나 성인이 될 수 있다고 보는 것이 퇴계 사상이라고요. 성인이란 별난 사람이 아니라 사람다운 사람을 성인이라고 한다고 생각하면 나와 성인과의 거리가 먼 것이 아니라고요. 노력하여 존인存仁하면 되지 않을까요.

[19] 절검節儉 절약하고 검소하게 살라

節 조절할절 儉 검소할검

【편역자의 한마디】 현대는 산업이 발달하고 물자가 풍부하다보니 일반적으로 절약과 검소를 외면하고 있는 경향이 많아요. 경제 성장이라는 측면에서 보면 절약을 일삼는 사람만 있다면 경제는 돌아가지 않을 것이 아니겠어요. 물건을 사가는 사람이 없으면 물건을 만들어야 소용없을 것이기 때문에 경제 성장이 되려면 될 수 있는 대로 만들어 놓은 물건을 밤낮없이 소비해야 한다고요.

그러므로 경제 성장의 측면에서는 절약보다는 소비가 늘어나야 한다는 말이 설득력은 어느 면으로는 있지요. 따라서 물건을 만들어내는 회사에서는 '절약해 주세요'라는 말이 아니라 '제발 많이많이 소비해 주세요'라고 광고 선전하게 되지요. 그러니 절약보다는 소비가 미덕美德이라는 말도 나오게 되지요.

그러나 지구 위에 있는 자원은 유한하기 때문에 한없이 소비만을 일삼는다는 것은 어리석기 짝이 없는 일이 아니겠어요? 경제 성장을 위해서는 소비가 늘어나야 하고 유한한 자원을 생각하면 절약해야 한다는 것이 현대 사회의 모순이고 고민이라고 할 수 있지요. 하지만 개인적인 건전성健全性은 어디까지나 절약과 검소에 있는 것이지 소비의 생활화에 있지 않다고요. 그러므로 우리는 절검節儉을 개인 경제생활의 원칙적인 덕목의 기준으로 삼아야한다고 생각해요. 소비에만 치중하다 보면 사람의 정신이 황폐해진다고요. 환경 파괴와 대기 오염의 주범은 바로 무절제한 소비 생활이라고 말할 수 있지요.

[20] 처중處中 치우치지 말고 중도中道를 실천하라

處 머물처 中 알맞을중

【편역자의 한마디】 누이 좋고 매부 좋다는 말이 있지요. 어느 한 편만 좋은 것이 아니라 모든 사람에게 다 좋다면 그것이 중中이라고 말 할 수 있겠지요. 그런데 중中이란 글자는 간단하지만 그 뜻은 매우 다양하다고요. 사전에 보면 중中은 가운데중, 안중, 바를중, 맞을중, 마음중 등 수십 가지의 뜻으로 쓰인다고요. 그러므로 「중도中道」라고 말할 때 과연 어떻게 머무는 것이 중도인가 하는 것은 때와 장소 그리고 상황에 따라 달라지겠지요. 일률적으로는 말할 수는 없을 겁니다.

대개의 경우 중도를 「원만圓滿하게 처리하는 것」이라고 한다면 크게 틀리는 말은 아닐 테지만, 무엇을 어떻게 해야 원만한 것이냐고 캐묻는다면 또 문제가 되겠지요. 그러나 우리가 상식적으로 생각해 본다면 「원만圓滿하다」는 것은 어느 정도는 자타가 다 인정하고 있는 것이기 때문에 사물을 원만한 태도로 대하는 것이라고 한다면 대충은 처중處中의 뜻을 반영하는 것이라고 볼 수 있지 않을까요.

《중용中庸》이라는 책에 보면 「예리한 칼날 위에 설 수도 있고 정승 판서의 높은 벼슬자리도 버릴 수 있다. 그러나 중용을 취하기란 불가능하다」라는 말이 있지요. 여기서 용庸자는 「계속 유지한다」는 뜻이지요. 따라서 중용中庸은 중中의 상태를 계속적으로 유지한다는 말이지요. 이 말과 같이 中의 상태를 유지하는 것이 얼마나 어려운가 하는 것을 보려면 현재 우리나라 언론言論을 봐도 잘 알 수 있다고요. 즉, 어떤 사건에 대해 시비是非를 가리지 못하고 양시론兩是論 양비론兩非論이 많은 것을 보면 중中을 취하기가 과연 어렵구나 하는 것을 느낄 수 있지요. 양비론兩非論과 양시론兩是論은 처중處中이 아니지요. 그것보다는 확실히 옳은 것이면 옳다, 그른 것이면 그르다고 해야 그것이 오히려 처중이 아닌가요.

좀더 어려운 말로는 원융무애圓融無碍라는 용어가 있지요. 원圓은 두루두루 미친다는 것이고 융融은 화합和合한다는 것이며 무애無碍는 걸림이 없고 장애 되는 바가 없다는 것이지요. 따라서 원융무애를 처중處中과 같은 의미로 볼 수 있지요. 그러나 원융무애의 상태를 취하려면 자기 나름대로 철학적인 식견과 도덕과 윤리적인 생활을 습관화한 사람이 아니고서는 실천하기 어렵지요.

우리가 진정한 의미에 있어서 처중을 실천하지는 못하더라도 항상 처중處中을 가슴에 품고 생활하는 습관을 가지려고 노력한다면 그 나름대로 상당한 도움이 될 것이며 사회생활에 유익한 면이 있지 않을까요?

[21] 계살戒殺 살아 있는 목숨을 해치지 않도록 경계하라

戒 경계할계 殺 죽일살

【편역자의 한마디】 생물이 살아가기 위해서는 다른 생물을 먹어야 하지요. 매일 우리 식탁에 오르는 물건은 모두 생물이지요. 그래서 우리는 매일 살생을 하면서 살아가는 것이지요. 그런데 살아 있는 목숨을 죽이지 말라고 한다면 음식을 먹지 말고 죽으라는 말과 같다고요.

그러나 여기서 말하는 계살戒殺은 쓸데없이 아무런 이유도 없이 내 목숨이 아니고 남의 목숨이라 하여 가볍게 보고 아무런 거리낌도 없이 마구잡이로 산목숨을 죽이지 말라는 것이지요. 취미로 산 짐승을 잡는 사람도 있으니까요. 그리고 취미로 낚시질하는 사람은 또 어때요. 다른 유익한 취미 생활도 많을 텐데 하필이면 고기 잡는 것을 즐거움으로 생각해서 낚시질 할 필요는 없지 않을까요.

어떤 사람들은 사람 위주로 살아가야 하고 다른 동식물은 사람을 위해서 생겨난 것이기 때문에 아무렇게 해도 상관이 없다고 생각하는 사람이 있어요. 정말 사람 이외의 다른 생물들은 사람을 위해 존재하는 것일까요. 인간이 인간 위주로 생각한다면 개나 돼지들도 개나 돼지 위주로 생각할게 아니겠어요. 사람이 사람 위주로 생각하고 다른 동식물은 그런 생각이 없다는 것은 사람의 편견이고 독선이고 교만이 아닐까요. 모기에게 물어 보세요. 모기 위주로 살아가야 한다고 하지 않을까요.

그런데 가만히 생각해 보세요. 사람이 사람 위주로 살고 다른 생물이나 환경은 생각할 필요가 없다고 해보세요. 다른 생물이나 환경의 도움이 없이 사람이 살아갈 수 있을까요. 다른 생물이 살지 못하면 사람도 살지 못하는 이치를 왜 모르는지 알 수가 없다고요.

사람이 소중하다면 다른 생물도 소중한 것이에요. 그러므로 사람은 사람 이외의 생물에 대해 고마움을 느끼고 함부로 취급하지 말아야 한다고요. 계살戒殺이라고 하는 것은 일상생활에서 이런 마음가짐을 가져야 한다는 교훈이지요. 먹이로 해야 할 생물을 절대로 죽이지 말라는 말은 아니에요.

[22] 계노戒怒 분노하지 않도록 경계하라

怒 성낼노

【편역자의 한마디】 사람이 살다보면 화나는 일도 많이 있게 마련이지요. 자기 가정에서부터 사회에 이르기까지 성내고 화날 일이 어디 한두 가지겠어요. 그런데 화날 일이라 하여 일일이 다 화를 낸다면 어떻게 될까요. 속이 상할 것이고 그래서 병이 나겠지요. 그렇다고 화날 일에 화를 내지 않는 것도 쉬운 일이 아니지요.

그러나 따지고 보면 내가 화를 낸다고 하여 상대방이 잘못을 뉘우치거나 나의 마음을 헤아려주는 경우는 또 드물다고요. 그러니 화를 내면 화를 내는 당사자만 속으로 병든다고요. 요는 화를 내야 할 경우라면 부득이 겉으로 화를 낼지라도 속마음에까지 화를 내지 않도록 조심해야 한다고요. 속마음으로 화내지 않게 되려면 자기 나름대로 수양한 바가 있어야 그것이 가능하지요.

따라서 여기서 말하는 계노戒怒는 화를 내거나 아니면 참되 어떤 경우이든 마음속까지 화를 내어 신병에 이르는 극한 상황이 되지 않도록 조심하라는 것이고 무조건 화를 내면 안 된다는 뜻은 아니라고 생각해요. 화가 날 때는 화풀이를 하는 것이 오히려 정신위생상 좋은 점도 있지요. 요는 자기 속에 화를 품고 살지는 말라는 것이지요.

[23] 계포戒暴 사납게 굴지 않도록 경계하라

暴 사나울포

【편역자의 한마디】 지금 우리나라는 자동차가 많고 전국적으로 도로도 잘 정비되어 있어서 시원스럽게 전국 각지를 돌아다니기 아주 좋은 세상이 되었지요. 과거 몇 년 전만 해도 교통이 불편해서 다니기 어려웠는데 이제는 사정이 완전히 바뀌었지요. 그러나 자동차가 많은 것만큼 사고도 많이 나고 있지요. 우리나라는 세계적으로 자동차 사고를 많이 내는 나라에 속한다고 해요. 왜 사고가 많을까요. 교통 법규를 잘 지키지 않으며 난폭 운전 때문이라고 해요. 정말 난폭 운전은 문제지요. 왜 난폭 운전이 될까요.

심리적으로 보면 마음이 난폭해지면 난폭 운전이 안 될 수 없지요. 마음의 난폭성을 어떻게 없애는가 하는 것이 문제지요. 우리나라 사람은 술을 많이 먹는 편에 속한다고 해요. 낭만적인 성격이라기보다는 음주로 말미암아 성질의 난폭성이 자꾸 길러진다는 것을 염두에 두지 않을 수 없어요. 난폭한 마음은 온갖 것을 파괴시키기 때문에 국민 정서의 차원에서도 난폭성을 순화해야 한다고요.

또 불친절한 것도 심리적으로는 또 다른 난폭성의 하나이지요. 정부 기관에 종사하는 사람들은 국민에게 친절해야 되는데 민원실에 들어가면 친절하게 대해주는 곳이 별로 없어요. 국민이 정부를 불신하는 출발점은 정부를 대변해서 일보는 공무원의 불친절이 원인이 되는 경우도 많다고요.

조선시대의 고을 원님들이 국민에게 친절히 대했다는 말은 별로 들어본 적이 없어요. 국민에게 불친절한 것은 고사하고 국민에게 군림함으로서 난폭성을 여실히 드러낸 것이라 볼 수 있어요. 그런 역사적인 과정을 경험해서 그런지는 몰라도 일반적으로 우리나라 사람은 불친절한 것이 사실이지죠.

난폭하지 말고 친절해야 한다는 것이 바로 계포戒暴의 교훈이라고요. 보통 사람들은 말 할 거예요. '나는 난폭하지 않다'고. 그러나 좀 깊이 생각해 보면 불친절한 언행은 모두 난폭성의 일 단면이라는 것을 인식해야 한다고요. 불친절은 바로 난폭에 속하지요.

[24] 계탐戒貪　탐욕을 경계하라

貪 탐할탐

【편역자의 한마디】 견물생심見物生心이란 말이 있지요. 또 떡을 옆에 두고는 못 참는다는 말도 있지요. 무엇을 보면 그것을 가질 욕심이 생기게 된다는 말이지요. 사람은 근본적으로 물건을 탐내는 성향이 있다는 말일 겁니다.

물건을 보거나 보지 않더라도 무엇을 탐하는 성향은 사람이면 다 있게 마련인데 탐을 내더라도 앞뒤를 생각해서 무리가 되지 않도록 경계해야 하겠지요.

사람이 탐내는 대상은 물질적인 것만이 아니고 먹는 음식에서부터 명예도 있고 권력이라는 것도 있고 이성異性도 있지요. 향낙享樂이란 것도 있고요. 보편적으로 탐내는 것이라면 돈이겠지요. 지금은 돈 없이는 못사는 세상이라서 모두다 돈을 탐내지 않은 사람은 없다고 보는 것이 좋을 거예요. 그러나 공무원이 돈을 탐내면 어떻게 될까요. 젊은 학생이 놀러만 다니고 향락만 탐하고 있으면 또 어떻게 될까요.

일반적으로 무엇을 탐내는 데 마음이 사로잡혀 있으면 그것을 얻지 못할 때는 마치 자기 인생이 송두리째 멸망하는 것 같은 생각을 하는 사람이 많아요. 큰 문제지요. 체면이 서야 한다. 자존심을 세워야 한다. 다 이런 것들도 탐하는 심리작용과 무관한 것이 아니지요.

물론 전혀 탐내는 것이 없다면 생활을 이어가거나 세속적인 의미에서 자기발전도 바라 볼 수 없겠지요. 그러나 자기 위치에서 탐하는 내용과 그 정도가 문제겠지요. 면서기 자질도 되지 못할 사람이 도지사가 되기를 탐낸다면 어떻게 될까요. 미친 사람이라는 말을 듣지 않으면 패가망신 할 소지도 있지 않을까요. 특히 마음의 순수성을 유지하려면 탐내는 마음을 무엇보다도 잘 다스려야 하지요. 계탐戒貪의 교훈을 잊지 말아야 하지요.

[25] 신독愼篤　신중히 생각하고 성실히 행동하라

愼 삼갈신 篤 독실할독

【편역자의 한마디】 유가儒家에 있어서 학문하는 방법론으로 다섯 가지가 있지요. 널리 배우고〈박학博學〉 의문나는 점을 살펴서 묻고〈심문審問〉 신중히 생각하고〈신사愼思〉 명쾌하게 사리를 가려내고〈명변明辯〉 독실하게 행동한다〈독행篤行〉는 것이에요. 앞 네 가지는 앎〈지知〉에 대한 방법이라면 마지막 독행은 행위〈행行〉에 대한 방법이지요. 그런데 앎의 문제에 있어서는 신중히 생각한다는 신사愼思가 제일 중요한 것이지요. 그래서 학문하는 이 다섯 가지 중에서 중요한 신사愼思와 독행篤行을 합쳐서 신독이라고 줄여 말하는 것이지요.

그런데 유교에 있어서 지知와 행行을 별개의 것으로 보지 않지요. 학문이라면 지식만을 연마하는 것이 아니고 지와 행을 합쳐 인간을 총체적으로 보고자하는 것이 특히 동양학의 특징이지요. 요즈음 같이 학문 따로 행동

따로 하여 이분법二分法的으로 생각한 것이 아니에요. 그러므로 위에서 말한 다섯 가지 방법론도 지식을 쌓는 지知의 측면과 생활을 영위하는 행동의 측면을 통일적으로 다 말한 것이라고 봐야하는 것이지요. 신독愼篤이란 바로 이런 의미라고요.

[26] 지기知機 사물의 기미를 포착하라

知 알지 機 기회기

【편역자의 한마디】 눈치가 빨라야 출세한다는 말이 있지요. 남의 눈치도 모르고 우둔하게 멍청하게 있으면 자기에게 오는 좋은 기회도 다 놓친다는 것이지요. 어떤 기회가 왔을 때 그 기회를 유효적절하게 잘 포착해야 이득이 있겠지요.

인간과의 관계에서 일어나는 기회뿐만 아니라 사람과 자연과의 관계에 있어서도 기회라는 것이 있지요. 즉, 자연현상에 따르는 인간의 행동이 기민해야한다는 것이지요. 동물들은 사람과는 판이할 정도로 자연 현상에 대한 기미를 사전에 잘 포착하지요. 사람은 일기 예보를 들어야 기후 변화를 예측하지만 개미나 쥐 같은 동물은 장마가 오는 것을 미리 알고 집을 옮기지요. 특히 뱀은 지진地震이 일어나는 것을 신기하게 잘 알아 마친다고 해요. 일본에 가면 지진센터에는 뱀을 기르고 있다고 해요. 정밀한 지진계가 작동하기 전에 뱀은 미리 지진이 일어나는 기미를 알아차리고 몸을 미친 듯이 꿈틀거린다고 해요.

사람이 현명하게 살아가려면 사물에 대한 기미를 슬기롭게 잘 아는 것이 좋을 거예요. 사물의 기회를 놓치지 말고 현명하게 대처하라는 것이 지기知機이겠지요.

[27] 보애保愛　자기의 양심을 지키고 사랑하라

保 지킬보 愛 사랑할애

【편역자의 한마디】 양심을 지키라는 말을 많이 하지요. 또 어린이나 노약자를 잘 보호하고 사랑하라는 말도 많이 하지요. 이와 같이 보애保愛라는 말을 여러 가지로 해석할 수 있어요. 어떤 의미로 하던지 보애라는 말은 어디에도 쓸 수 있는 좋은 말이지요.

그런데 보애라는 말을 남을 보호하고 사랑하라는 일반적인 뜻보다는 양심을 지키고 자기 자신을 사랑하라는 좀 색다른 의미로 보는 것이 더 좋을 것 같아요. 왜냐하면 여기 중화탕의 약재는 모두 자기 자신을 어떻게 잘 가꾸어야 하는가에 초점을 두고 말한 것이기 때문이지요.

세상을 살아가면서 여러 가지 난관을 만날 때마다 자기의 양심을 잘 지키고 그렇게 함으로서 자신이 잘못된 방향으로 흐르지 않게 된다면 이것이 자기를 사랑하는 것이 되지요. 아무렇게나 먹고 아무렇게나 행동〈막식막행莫食莫行〉하는 것은 자기 양심을 지키는 것도 아니고 자기 자신을 사랑하는 것이 아니지요. 그런 사람은 자신을 버리는 결과가 되는 것이지요. 그러므로 우리는 보애保愛라는 말을 항상 가슴에 품고 살아가는 것이 좋을 거예요.

그런데 보애保愛를 항상 좋은 마음을 간직하라는 것으로 해석해 볼 수도 있을 것 같아요. 항상 즐거운 마음을 가지고 살아가는 사람과 반대로 항상 어둡고 슬픈 마음으로 살아가는 사람은 그들의 삶이나 운명이 매우 다르겠지요. 마음이 기쁨으로 항상 차 있으면 외면의 모습도 좋을 것이고 그렇지 않고 마음이 항상 고뇌苦惱에 쌓여 있으면 외모도 좋아 보이지 않을 것이고 건강도 별로 좋지 않겠지요.

[28] 염퇴恬退 명리에서 물러날 때 미련 없이 물러나라

恬 편안할념 退 물러날퇴

【편역자의 한마디】 사람이 어느 위치에 있더라도 사정이 여의치 못하여 그만둬야 할 경우에는 미련 없이 그 자리에서 물러나야 좋다고요. 계속 앉아 있을 자리도 못되는데 미련을 가지고 버티고 있으면 오히려 더 큰 낭패를 본다고요. 그러므로 '물러나라, 물러나라'는 말을 듣기 전에 그만 두어야할 형편이면 빨리 미련을 갖지 말고 편안한 마음으로 물러나는 것이 현명한 일이지요.

물러갈 때는 미련 없이 물러갈 뿐으로 생각하고 죽을 때는 죽을 뿐이라는 생각을 가지고 편안히 죽는 것이 좋지요. 무엇을 이루지 못해 '아쉽다 아쉬워'하고 죽을 필요는 없다고요. 그렇게 생각해야 아무런 소용이 없으니까요. 그러므로 사람은 순간순간의 삶을 충실히 살고 물러나고 죽음을 당해 미련 없다면 그런 사람은 바로 도인道人이겠지요.

퇴계선생은 「자연의 이치에 따라 왔던 곳으로 돌아가니 다시 무엇을 더 바라리오 〈승화귀진乘化歸盡 부하구혜復何求兮〉」라는 말을 남기고 운명하셨지요. 이런 마음가짐도 념퇴恬退의 한 가지 예로 볼 수 있지요.

[29] 수정守靜 번뇌를 쉬고 본 마음을 지켜라

守 지킬수 靜 쉴정

【편역자의 한마디】 인간에게 휴식은 필수적이지요. 매일 잠자는 것은 정신과 육체를 쉬게 하는 것이지요. 쉬어야 또 일할 수 있을 테니까요. 움직이고 〈동動〉 쉬고 〈정靜〉 하는 것은 자연적인 섭리지요.

그런데 여기서 수정이라는 것은 동에 대한 상대적인 의미에서 정을 뜻하는 것이라기 보다는 특별히 다른 뜻이 있다고요. 뭐냐고요. 사람은 늘 여러 가지 번뇌 속에서 생활하기 때문에 순수한 자기 본래의 마음을 간직하기 힘들지요. 그래서 특별히 마음을 안정시키고 고요한 상태를 유지해야 자기의 순수한 본심으로 돌아갈 수 있다고요. 자기의 순수한 본심으로 돌아 갈 때 사람은 비로소 사람다운 맛을 풍길 수 있어요.

그래서 수정守靜이라는 것은 고요함을 지키라는 것이 아니라 심신의 고요함을 통해 순수한 자기 본래의 자리를 찾아 거기에 머물러 있으라는 의미지요. 사람은 자기 본래의 순수한 마음자리에 돌아감으로써 희열을 느끼고 행복감을 맛볼 수 있는 것이지요. 그런 자리에서 만덕萬德이 생겨나기 때문에 옛날 선비들은 수정守靜 공부를 대단히 중요하게 생각한 것이지요.

[30] 음즐陰騭 남모르게 도와주라

陰 몰래음 騭 정할즐

【편역자의 한마디】 오른손이 한 일을 왼손이 모르게 하라는 말이 있지요. 참 좋은 말이지요. 남을 도와주고 남을 도와주었다는 생각을 하지 말라는 뜻이지요. 별 것도 아닌 도움을 주고서도 남을 도와주었다고 떠들어대는 것이 세상 사람들이지요. 그러나 생각해 보세요. 남을 도와주고 도와주었다는 생각을 하게 되면 상대방의 반대급부反對給付가 없을 경우 '내가 그렇게 도와주었는데 배은망덕할 놈'이라는 생각을 할 것이고 이것이 과도하게 발전되면 급기야는 그 사람을 증오하게 되겠지요. 그러면 어떻게 될까요. 마음이 편할까요. 속이 상하겠지요. 더욱 심하면 병이 나겠지요. 이렇게 되면 도와준 사실은 결국은 남을 미워하는 요인으로 작용하고 자기에게도 해를 끼치는 결과가 되겠지요.

부모가 자식에게 하는 것도 마찬가지지요. 자식을 애써 키워주었다는 생각을 늘 가지게 되면 자식이 효도를 제대로 하지 않으면 어떻게 될까요. 자식을 미워하겠지요. 그것이 동네방네 소문이 나면 자식은 불효자가 될 것이고 부모의 마음도 편치 않겠지요. 그러므로 자식을 고생해서 키웠더라도 자식을 애써 키웠다는 생각을 하지 않는 것이 좋은 것이지요. 나중에 자식이 잘하거나 못하거나 상관없을 거 아니겠어요. 다행히 자식이 효도를 하면 그것 보다 더 기쁜 일이 없을 것이고, 만에 하나 자식이 잘 못한다 해도 아예 기대하지 않았기 때문에 화가 나서 병이 들 정도는 안 되겠지요.

남을 도와 줄 때는 도와준다는 생각 없이 그리고 누구도 모르게 도와주는 그런 태도가 바람직한 것이지요. 하늘이 인간에게 복을 줄 때는 말없이 도움을 준다는 것이 바로 음즐陰騭이라는 말이에요. 그러므로 사람이 남을 도울 때 남몰래 가만히 도와주고 또 도와주었다는 생각마저 없애라고 하는 것이 바로 이 음즐陰騭의 뜻이라고요.

3-2 右三十味　吹咀爲末　用心火一斤
우삼십미를　부저위말하야　용심화일근하고
腎水二椀　慢火煎至五分連柤　不拘時候
신수이완하야　만화전지오분연사하야　불구시후에
溫服
온복하니라

이 삼십 가지의 약을 잘 씹어 잘게 만든다. 마음의 불 한 근과 신장에서 나오는 물 두 대접을 써서 약한 불로 반이 되도록 연속해서 은근히 다린다. 아무 때나 따뜻하게 복용한다.

吹 씹을부　咀 씹을저　末 가루말　腎 콩팥신　椀 주발완　慢 느릴만　煎 달일전　柤 찌꺼기사　拘 취할구　候 철(시간)후　服 먹을복

【右三十味】 이 삼십 가지의 약 【㕮咀】 잘 씹는다 【爲末】 가루를 만든다 【用】 써서 【心火一斤】 마음의 불 한 근 【腎水二椀】 신장에서 나오는 물 두 대접 【慢火煎】 약한 불로 은근히 다린다 【至五分】 반이 되도록 【連粗】 연속적으로 잘 살핀다. 《활인심》에 저粗는 사查로 되어 있음 【不拘時候】 아무 때나 구애되지 말고 【溫服】 따뜻하게 복용한다(이 30가지의 교훈을 항상 마음에 간직하고 몸소 실천하라는 의미다).

【중화탕中和湯 복용 방법】

활인活心[인간의 마음을 바람직하게 활성화活性化 함]의 측면에서 보면 중화탕은 매우 의미 있는 주제다. 그러나 그 복용 방법이 문제다. 위 3-2는 중화탕의 복용 방법을 말한 것이지만 추상적인 설명이다. 따라서 편역자는 《활인심방》의 의도를 현대 우리들의 생활에 되살려본다는 의미에서 다음 두 가지의 복용 방법을 제시한다(물론 독자는 각자의 복용 방법을 개발할 수 있을 것이다).

[방법1 : 염송법]

위 중화탕재中和湯材 30가지를 아래와 같이 기도문화祈禱文化하여 마음속으로 뜻을 음미吟味하면서 잠자기 전과 새벽에 일어나서 한 번씩 읽고 그리고 점심 식사 후에도 한 번 읽어 하루 세 번 정도 간절한 마음으로 염송念誦한다. 이렇게 하여 자기의 심혼心魂 중화탕을 부어 넣으면 좋을 것이다. 또 7장에서 설명할 도인법행공導引法行功 전후에 읽으면 더욱 좋을 것이다.

다음에서 '하시며' '하옵소서' 등의 말은 자기가 자기에게 훈계할 뿐만 아니라 자기 자족, 나아가 이 세상 모든 사람들이 이렇게 되기를 염원한다는 뜻에서 부친 말로 생각하면 어떨까 하는 것이다. 이 방법은 하나의 예시例示이며 각자 편리한대로 알맞게 만들어 염송念誦하면 좋으리라 생각한다.

思無邪로 行好事 하시며
莫欺心하야 行方便 하시며
守本分으로 莫嫉妬 하시며
除狡詐하고 務誠實 하옵소서
順天道하야 知命限 하시며
淸心과 寡慾으로 忍耐와 柔順 하시며
謙和로 知足하며 廉謹으로 存仁 하시며
節儉하고 處中 하야사
戒殺하고 戒怒 하시며
戒暴하고 戒貪 하옵소서
愼篤하야 知機 하시며
保愛하고 恬退 하시며
守靜 하시며 陰騭 하시오면
願以 自他靈臺는 共一天 하리로다

마지막 '원이願以 자타령대自他靈臺는 공일천共一天 하리로다'는 《활인심방》의 원문에 없으나 편역자가 중화탕의 정신을 살린다는 의미에서 추가해 본 것이다. 원이願以는 몸과 마음을 다 바쳐 염원한다는 뜻이다. 자타自他는 나와 남 모두를 말한다. 령대靈臺는 '마음'이라는 뜻이다. 공일천共一天은 모두 다 하나의 세계에 머문다는 말이다. 따라서 마지막 구절을 '간절히 원하옵건대, 우리 모두 한 마음이 되어 대자연과 한 몸이 되리라'로 생각하면 좋을 것이다. 이것은 동양 전통의 「天人合一」 사상에 부합되는 것이다.

얼마 전에 윤이상 음악가가 독일에서 오페라 《심청》을 공연했을 때, 공연이 끝나자 청중이 너무나 감격하여 십 여 분 동안 기립박수를 쳤다고 한다. 공연의 마지막 부분에서 심청의 아버지만 눈이 뜬 것이 아니라 잔치에 모였던 모든 눈먼 분들과 그리고 그 자리에 오지 않았던 전국의 모든 눈먼 분들이

심청의 아버지와 다 함께 눈을 뜨게 되었다는 그런 장면 때문에 서구인들은 크게 감격했다는 것이다. 심청의 효성이 자기 아버지에게만 미친 것이 아니라 이 세상 모든 사람에게 널리 광명을 주었다는 것에 그들은 감격한 것이다. 바로 공일천共一天의 정신에 감명을 받은 것이다. 나와 남이 다 같이 행복하기를 염원하는 것은 위대한 사상이며 이것이 인仁이고 애愛다.

[방법2 : 생활에 응용법]

아래와 같이 매일 한 가지씩만 마음으로 다짐하면서 실제의 자기 생활에 알맞게 적용해 보는 것도 좋으리라 생각한다.

思無邪로 行好事 하시며

삐뚤어진 생각을 하지 말며 음란한 마음을 갖지 말며 부정한 돈으로 가족을 부양하지 말라. 노약자에게 자리를 양보하며 누가 길을 물으면 친절히 대하며 식사시에 음식을 버리지 말라.

莫欺心하야 行方便 하시며

거래去來에 속임수를 쓰지 말며 실천하지 못할 일을 공약하지 말며 범사凡事에 정직을 지키라. 단전호흡을 열심히 하고 새벽에 일어나 도인법을 매일하며 잠자기 전후에 10분 명상하라.

守本分으로 莫嫉妬 하시며

내 직업을 천직으로 알며 돈벌 욕심만으로 사업하려 하지 말며 높은 직책을 탐하지 말라. 동료同僚의 승진을 가로막지 말며 상대방의 승리를 기뻐해 주며 성공한 이웃을 미워하지 말라.

除狡詐하고 務誠實 하옵소서

겉으로 칭찬하고 뒤로 흉보지 말며 남을 함정에 몰아넣지 말며 병 주고

약주지 말라. 불로소득을 바라지 말며 하는 일을 대강 대강 하지 말며 언제나 유종의 미를 거두라.

順天道하야 知命限 하시며

겨울에는 춥게 살고 여름에는 덥게 살며 몸을 움직여 수입을 얻고 도박하지 말라. 늙어서 젊은 흉내 내지 말며 알아주지 않는다고 한탄恨歎하지 말며 직위에 연연하지 말라.

清心과 寡慾으로

뒷일이 없더라도 뇌물을 받지 말며 돈을 탐내지 말며 가난을 부끄러워하지 말라. 필요 이상으로 큰집을 갖지 말며 향락을 즐기지 말며 기름진 음식과 밥은 적게 먹으라.

忍耐와 柔順 하시며

화난다고 폭행하지 말며 아이가 공부 못한다고 성내지 말며 급하게 승진하려 하지 말라. 항상 말을 부드럽게 하며 허리 굽혀 공손한 마음으로 절하며 남의 이야기를 잘 들으라.

謙和로 知足하며

나의 욕심을 줄이고 남에게 양보하며 남의 잘못을 모나게 꾸짖지 말고 화목을 도모하라. 수입 이상으로 지출하지 말며 남이 한다고 무조건 따라하지 말며 소형차로 만족하라.

廉謹으로 存仁 하시며

하는 일에 정성을 쏟으며 아이가 찾아와도 문 밖까지 전송하며 지위로 사람 차별 말라. 취미로 고기 잡지 말며 남을 손해 보이고 덕보려하지 말며 돈으로 사람을 평가하지 말라.

節儉하고 處中 하야사

기호품을 절제하고 집안을 호화롭게 꾸며 이웃에 자랑하지 말며 운동으로 건강을 지키라. 싸움에서 한쪽 편만 들지 말며 노력으로 얻은 이익도 나누어 주며 좋은 일에도 집착하지 말라.

戒殺하고 戒怒 하시며

이유 없이 동물을 죽이지 말며 이유 없이 나무를 꺾어 버리지 말며 종이를 낭비하지 말라. 약속 시간에 늦었다고 성내지 말며 아랫사람에게 화내지 말며 앞차가 느리다고 욕하지 말라.

戒暴하고 戒貪 하옵소서

아이가 말 안 듣는다고 고함지르지 말며 식구를 구타하지 말며 화난다고 욕설하지 말라. 배부르게 음식을 먹지 말며 좋은 자리를 혼자 차지하지 말며 보약이라고 많이 먹지 말라.

愼篤하야 知機 하시며

면전의 비난에도 흥분하지 말며 광고廣告에 현혹되지 말며 간접적인 정보를 확신하지 말라. 과도한 친절에 빠져들지 말며 피로를 느끼면 쉬고 나의 기분으로 상대방을 속단하지 말라.

保愛하고 恬退 하시며

나의 마음을 잘 보호하여 상처 내지 말며 자연물을 훼손하지 말며 어려운 사람을 도와주라. 능력이 모자라면 기꺼이 물러나며 불리한 싸움은 시작하지 말며 경쟁에 일등 하려 하지 말라.

守靜 하시며 陰騭 하시오면

항상 마음을 고요히 하며 지금 하는 일에 정신을 모아 주며 남의 말에 쉽게 흥분하지 말라. 이름 내지 말고 도와주며 치적治績을 자랑하지 말며 남의 부탁을 들어주고 대가를 바라지 말라.

願以 自他靈臺는 共一天 하리로다

이 세상 모든 사람들도 다 함께 중화탕으로 한 마음이 되어 대자연과 한 몸이 되리라.

위 방법1의 염송법念誦法은 중화탕을 수천 수만 번 읽어서 자기의 잠재의식 속에 심어놓는 방법이다. 염송 할 때는 자기가 읽고 있는 소리를 간절한 마음으로 정신일도精神一到하여 자기 귀로 듣는다. 이렇게 하여 일상생활에서 부정적이던 심리를 긍정적인 방향으로 자기 전환을 꾀하고 하는 것이다. 30가지의 중화탕은 한 마디로 말하면 동양의 전통적인「天人合一」사상을 바탕으로 하고 있다. 천인합일이란 대자연의 생명질서와 나의 생명질서를 일치시킨다는 그런 사상이다. 물질문명의 이원적二元的 사고방식이 대자연의 생명질서를 교란攪亂시키고 있다는 사실에 우리는 주목하고 허공에 떠 있는 지구생명에 손상을 입히지 말아야 할 것이다.

방법2의 응용법에서는 이를테면 오늘은 어떠한 기분 나쁜 일이 있더라도「계노戒怒」한다던가 내일은 어떠한 어려운 일이 있어도「인내忍耐」하겠다든가하는 그런 방법이다. 말하자면 매일 매일 중화탕 30가지 중에서 적어도 한 가지씩만이라도 자기의 생활에 직접 실천해 봄으로써 행복을 얻게 될 거라는 것이다. 그러나 방법2는 방법1로서 자기의 심혼과 잠재의식 속에 중화탕이 심어져 있지 않으면 기분 나쁜 일이 있을 때 계노戒怒한다든가 어려운 상황에 처했을 때 인내忍耐하기 힘들 것이다. 또 자기의 잠재의식 속에 중화탕이 심어져 있다 하더라도 일상생활에 적용하지 못한다면 아무런 소용이 없으므로 방법1과 방법2는 상호 보완적이다. 즉, 두 가지 방법을 다 써야 바람직하다는 말이다.

4 사람은 덕德이 있어야 건강하다

매사에 잘 참고 자기 본분을 지키는 일은 재앙을 멀리하고 복을 받는 길이다. 참는데서 오는 덕德이 기氣를 조화롭게 하는 알약이다.

화기환和氣丸

이 세상은 욕심을 부리는 이기적인 사람들로 구성된 사회다. 그러기 때문에 나의 욕망을 줄이고 사는 미덕을 발휘하지 않고는 살아가기 힘들다. 그런데 참는다는 것은 자신의 내면에 도사리고 있는 부정적否定的인 심리를 일소하는 데 있다. 이것이 진정으로 참는 일이다.

언제나 진심으로 자기 본분을 지키면서, 모든 것이 자기 마음에 달려 있다는 마음을 갖고 수양하는 생활로 일관해 나갈 때 병은 오지 않고 재앙도 끼어들지 못한다.

인내忍耐의 미덕을 실천하는 사람에게는 자기에게 복이 돌아오지 않는다 해도 반드시 자기 자손에게 복이 돌아갈 것이다.

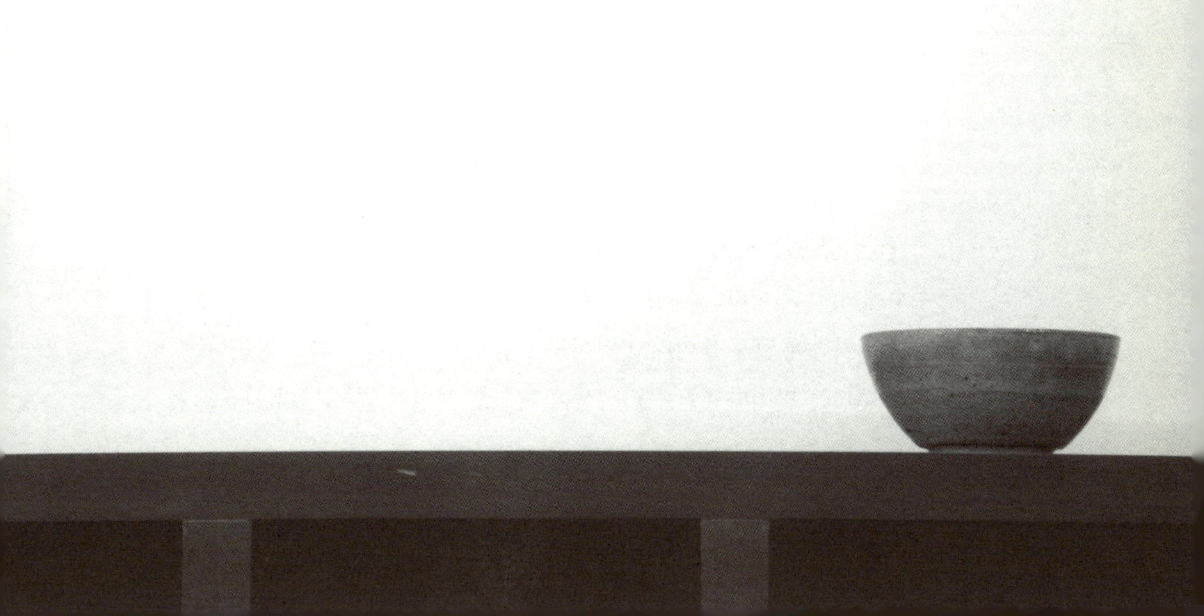

화기환和氣丸 기氣를 조화롭게 하는 알약

丸 알환

【丸】 알약 【和氣丸】 기氣를 조화롭게 하는 알약. 4각형형 안에 그려진 인忍을 화기환이라 하였다. 마음을 다스리는 약이라는 의미다.

4-1

心上 有刃 君子以 含容成德 川下
심상에 유인하니 군자이하야 함용성덕이니라 천하에
有火 小人以 忿怒殞身
유화하니 소인이하야 분노운신이니라

심心 위에 도刃가 있는 것이 인忍이니 군자君子는 함용으로써 덕德을 이룬다. 천川 밑에 화火가 있는 것이 재災이니 소인小人은 분노로써 몸을 망친다.

忍

刃 칼날인 君 스승군(재능과 덕德을 겸비한 선비) 含 머금을함 容 받아드릴용 德 어질덕 忿 성낼분 怒 성낼노 殞 죽을운

【心上有刃】 인忍자를 파자破字(한자의 자획字劃을 분할하여 맞추는 수수께끼)한 것이다. 즉, 인忍이란 글자는 심心 자 위에 도刃 자가 있으니 사람의 가슴에 칼을 들이대고 있어도 조금도 두려워하지 않고 참는다는 뜻으로 푼다는 말이다 【君子】 심성이 어질고 덕행이 높아 남의 사표師表가

되는 사람【以~】~으로써【含容】자신에게 받아들임【成德】덕을 이룸【川下有火】또 인忍자를 파자할 때 천川 자 밑에 화火 자가 있는 것으로 생각하면 재災가 됨으로 몹시 화와 분노하여 못 참는다는 뜻으로 푼다는 말이다【小人】간사하고 속이 좁은 덕이 없는 사람【忿怒】몹시 화를 낸다【殞身】몸을 죽인다. 즉, 몸을 망친다.

4-2 專治大人小兒一切氣蠱氣脹 咽喉氣塞
전치대인소아일체기고기창이니 인후기색과
胸膈氣悶 肚服氣滿 遍身痲痺 咬唇切齒
흉격기민과 두복기만과 편신마비와 교진절치와
瞋目握拳 面紅耳赤 忽若火燎
진목악권과 면홍이적이 홀약화요니라

[화기환은] 어른이나 아이들에게 일어나는 다음과 같이 기氣가 너무 적거나 너무 많아서 생기게 되는 모든 병을 고칠 수 있다. 즉, 목구멍이 막히고, 가슴이 답답하고, 헛배가 부르고, 온몸에 마비가 오고, 입술을 깨물거나 이를 갈고, 몹시 화를 내어 눈을 부릅뜨고 주먹을 쥐거나, 얼굴을 붉히고 귓밥이 붉거나, 온몸에 불이 달아오르는 듯한 열이 나는 병.

專 오로지전 蠱 독고 脹 배부를창 咽 목구멍인 喉 목구멍후 塞 맥힐색 胸 가슴흉 膈 횡경막격 悶 답답할민 肚 배두 滿 가득할만 遍 두루편 痲 마비할마 痺 저릴비 咬 물교 唇 입술신 切 문지를절 瞋 성낼진 握 잡을악 拳 주먹권 紅 붉을홍 赤 붉을적 忽 갑작이홀 若 같을약 燎 화로불료

【專治】전적으로 치료함【氣蠱】기가 너무 나빠짐【氣脹】혼탁한 기가 팽창함【咽喉氣塞】목구멍에 기가 막힘【胸膈氣悶】가슴이 답답함【肚服氣滿】헛배가 부름【遍身痲痺】온몸이 마비됨【咬唇】입술을

깨물다【切齒】이를 간다【瞋目】몹시 화를 내어 눈을 부릅뜸【握拳】주먹을 쥐다【面紅】낯 빛이 붉어짐【耳赤】귓밥이 붉음【忽若火燎】갑작이 불같이 달아오름

4-3 已上　醫所不療之氣　竝皆治之
이상은　의소불요지기를　병개치지리니
每服一丸　用不語唾　嚥下
매복일환하되　용불어타하고　연하니라

와 같은 병은 의원이 고치지 못하는 기氣[병]를 모두 다 다스릴 수 있다. 매 번 화기환을 한 알씩 먹되 말하지 말고 침으로 삼켜 내린다.

療 병고칠요 竝아우릴병 唾 침타 嚥 삼킬연

【已上】위와 같은【醫所不療之氣】의원이 고치지 못하는 氣【竝皆治之】그것을 전부 다 다스린다【每服一丸】때 마다 한 알씩 복용한다【用不語唾】말하지 말고 침으로【嚥下】삼켜 내림.

4-4 太白眞人曰「世人誦經　皆欲求福免災　往往
태백진인왈「세인송경은 개욕구복면재이나 왕왕
口與心違　徒誦何補　是　求其外而
구여심위니　도송하보리오　시는 구기외이
不求其內也
불구기내야니라

태백진인이 말하기를「세상 사람들이 경을 외우는 것을 보면 모두 복을

구하고 재앙을 면하려고만 하기 때문에 왕왕 입에서 외우는 것과 마음속과는 어긋난다. 그러니 한갓 외우기만 하는 것이 무슨 도움이 되겠는가. 이는 밖에서만 구하려 하는 것이고 마음에서 구하는 공부가 아니다.

誦 외울송 經 글경 福 복복 免 면할면 災 재앙재 往 갈왕 與 더불여 違 어긋날위 徒 다만도 補 도울보

【世人】 세상 사람들 【誦經】 경서를 외움 【皆欲~】 다 ~을 하고저 한다 【求福免災】 복을 구하고 재앙을 면함 【往往】 가끔, 때때로 【口與心違】 입으로 말 하는 것과 마음과는 어긋난다 【徒誦】 다만 외울 따름이다 【何補】 무슨 도움이 있겠나 【求其外】 밖에서만 구하려 한다 【不求其內也】 마음에서 구하는 공부가 아니다.

4-5 若使念經 有益 道士 盡成仙 和尚 盡成佛」

약사염경이 유익이면 도사는 진성선하고 화상은 진성불」이리라

만약 경을 읽기만 하여도 이로움이 있다면 도사道士는 모두 다 신선이 될 것이고 화상和尙은 모두 다 부처가 될 것이다.

念 생각할념 益 이로울익 盡 다할진 仙 신선선 佛 부처불

【若使~】 만약 ~라고 한다면 【念經】 경을 읽다 【有益】 이익이 있다 【道士】 도가道家의 중급 정도의 도사 【盡成仙】 모두 다 신선이됨 【和尙】 스님. 제자를 가르칠 수 있는 능력이 있는 불교의 수행자 【盡成佛】 모두 다 부처가됨(염경念經한다고 도사가 되고 부처가 되는 것이 아

니라 진실되게 마음에서 구해야 된다는 의미)

4-6 予有三部經　只六箇字　經文　雖簡
여유삼부경하니 지육개자니라 경문은 수간이나
而功德甚大　但要至心奉行
이공덕심대니 단요지심봉행이니라

나에게 세 가지 경이 있다. 다만 여섯 글자다. 경문은 비록 간략하지만 마음 공부를 쌓아 얻는 결과는 매우 크다. 다만 지극한 마음으로 받들어 실행해야만 한다.

部 분류부 箇 낱개 雖 비록수 簡 단출할간 功 공공 德 큰덕 甚 심할심 但 다만단 要 요긴할요 至 지극할지 奉 받들봉

【予有三部經】 나에게 세 가지 경이 있다 【只六箇字】 다만 여섯 글자 【雖簡】 비록 간략하지만 【功德】 마음 공부를 쌓아 얻는 결과 【甚大】 매우 큼 【但要~】 다만 ~해야 한다 【至心】 지극한 마음으로 【奉行】 받들어 실천함.

4-7 或人　問余　曰 一字經　忍字　是也
혹인이 문여하니 왈 일자경은 인자가 시야오
二字經　方便　是也　三字經　本分　是也
이자경은 방편이 시야오 삼자경은 본분이 시야니라
這三部經　不在大藏　只在靈臺方寸中
저삼부경은 부재대장이오 지재영대방촌중이니라

누가 나에게 묻기에 내가 답했다. 일자 경은 인忍이 바로 그것이다. 이자 경은 방편方便이 바로 그것이다. 삼자 경은 본분을 지키는 일이 바로 그것이다. 이 삼부경은 대장경大藏經에 있는 것이 아니고, 다만 한 줌도 안되는 조그마한 각자의 마음속에 있다.

或 누구혹 余 나여 這 이저 藏 갈무릴장 靈 신령령 臺 대대

【或人】 어떤 사람이 【問余曰~】 나에게 묻기에 ~라고 답했다 【一字經忍字是也】 일자 경이란 인忍이 바로 그것이다 【方便】 올바르고 편리한 방법. 필요한 때 사용하고 필요 없으면 버리는 것 【二字經方便是也】 이자 경은 방편이 바로 그것이다 【三字經依本分是也】 삼자 경은 자기 본분을 지키는 일 바로 그것이다 【這】 이것(지시대명사) 【不在大藏】 대장경(도교의 경전을 집합한 도장道藏과 불교의 경전을 집합한 팔만대장경 등)에 있는 것이 아니다 【只在~】 다만 ~에 있다 【靈臺】 독맥督脈의 혈穴 이름인데 여기서는 마음을 지칭함 【方寸】 사방한치(아주 적은 면적)

4-8 人人 皆有不問賢愚 不問識字不識字
인인이 개유불문현우하고 불문식자불식자하고
皆可誦
개가송이니라

사람 사람마다 어리석고 현명함을 불문하고 또 글자를 알거나 글자를 모르거나 간에 누구나 다 외울 수 있다.

誦 외울송

【不問賢愚】 어리석거나 현명함을 불문하고 【識字】 유식한 사람

【皆可誦】 누구나 다 외울 수 있다.

4-9 若人　能志心受持　　病亦不生　　災亦無有
약인이 능지심수지하면 병역불생하며　재역무유하야
自然獲福　　若不在其身　　必在子孫矣」
자연획복이니 약불재기신이면 필재자손의라

만약 누가 마음에 기억하여 받아 지닌다면 병도 또한 나지 않고 재앙도 또한 없어져서 자연히 복을 얻게 될 것이다. 만약 자기에게 복이 오지 않는다면 반드시 자손에게 [복이] 돌아갈 것이다.

志 기억할지 災 재앙재 受 받을수 持 지닐지 獲 얻을획

【志心】 마음에 기억한다 【受持】 받아 지니다 【災亦無有】 재앙 또한 없다 【自然獲福】 자연히 복을 얻는다 【若不在其身】 만약 자기에게 복이 오지 않는다면 【必在子孫】 반드시 자손에게 복이 돌아갈 것이다.

5 새벽에 일어나야 건강하다

자연의 이치에 따라 무리하게 욕심 부리지 않고 몸을 잘 관리해야 병이 나지 않는다. 이것이 무병장수無病長壽하게 사는 길이며 행복의 길이다. 무엇보다 새벽에 일찍 일어나는 습관이 중요하다.

양생지법養生之法

육체적인 면에 있어서 건강하기 위해서는 인체에 흐르고 있는 기혈의 유통을 원활하게 해야 한다. 이러기 위해서는 적절한 영양 섭취와 좋은 생활 습관을 가져야 한다.

음식은 자기 양을 적당히 먹어야 하며 과식은 금물이다. 오미五味를 골고루 적절히 섭취해야 오장에 장애가 없다. 그리고 항상 적당한 운동으로 몸을 골고루 움직여 유연하게 해야 한다.

정력을 과도히 소비하면 수명이 단축된다. 단전호흡을 하고 얼굴의 여러 곳을 골고루 문질러 기혈의 원활한 유통을 도모해야 한다. 자기의 침은 매우 좋은 보약임으로 항상 침을 내어 삼키는 습관을 가지는 것이 바람직하다.

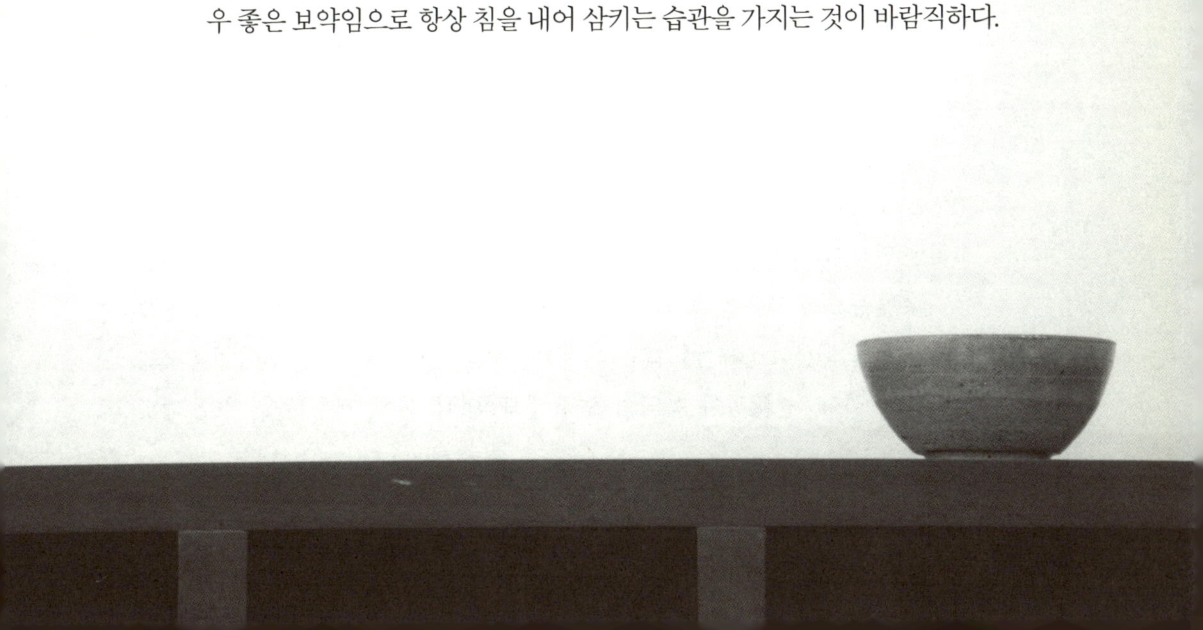

양생지법養生之法 생生을 잘 기르는 법

◇ 좋은 음악 소리를 들으면 소화가 잘 된다

5-1 脾好音樂 夜食多則 脾不磨 《周禮》
비호음악이니라 야식다즉 비불마니라 《주례》에
曰「樂以侑食」 盖脾好音聲 絲竹
왈「낙이유식」이라하니 개비호음성하야 사죽을
耳纔聞 脾卽磨矣
이재문이면 비즉마의니라

비장은 음악을 좋아한다. 밤에 많이 먹으면 비장이 삭이지 못한다. 《주례周禮》에 『음악으로 식사를 즐거이 들게 한다.』고 있다. 대개 비장은 음성을 좋아해서 음악의 연주 소리가 귀에 겨우 들리기만 해도 비장은 곧바로 [음식물을] 삭인다.

脾 지라비(쓸개) 磨 갈마 周 두루주 禮 예도예 侑 도울유 盖 대개개 絲 악기이름사 纔 겨우재 聞 들릴문

【脾好音樂】 비장은 음악을 좋아한다 【夜食多則】 밤에 많이 먹으면 【磨】 갈마자는 갈아서 적게 한다는 것인데 음식물을 삭여서 소화시킨다는 뜻 【脾不磨】 비장이 삭이지 못한다 【《주례周禮》】 중국 주나라 주공 단旦이 그 시대의 관례를 적어 놓은 책 【樂以】 음악으로 【侑食】 여흥餘興 등으로 식사를 즐거이 들게 하는 것 【樂以侑食】 음악으로 식사를 즐거이 들게 한다 【絲竹】 絲는 현악기絃樂器를 말하고 竹은 관악기管樂器를 말한다. 전轉하여 음악의 연주 【耳纔聞】 귀에 겨우 들리기만 해도

【絲竹耳纔聞】음악의 연주 소리가 귀에 겨우 들리기만 해도【脾卽磨矣】비위는 곧바로 삭인다(바로 소화를 시킨다).

5-2 是以 音聲 皆出於脾而 夏月 夜短
시이로 음성은 개출어비이 하월은 야단이라
晩飯少喫 尤宜忌之 恐難消化故也
만반소끽이니 우의기지는 공난소화고야니라

그러므로 음성은 다 비장의 기능을 원활하게 한다. 그러나 여름철 밤은 짧기 때문에 저녁밥은 적게 먹어야 할 것이니, 그것을 더 더욱 경계하는 것은 아마도 소화하기 어려울까 해서이다.

出 뛰어날출(원활하게 함) 脾 지라비 聞 들을문 聲 소리성 夏 여름하 短 짧을단 晩 늦을만 飯 밥반 喫 마실끽 尤 더욱우 宜 마땅의 忌 경계할기 恐 아마도공 難 어려울난 消 사라질소

【是以】이러므로【皆出於脾】다 비장의 기능을 원활하게 한다【而】그러나【夏月】여름철에는【夜短】밤이 짧다【晩飯】저녁 밥【少喫】적게 든다【尤宜忌之】더 더욱 그것을 경계한다. 여기서 之는 저녁밥을 많이 먹는 것을 말한다【恐難消化】아마도 소화하기 어렵다【~故也】~해서이다.

◇ 술을 지나치게 먹으면 풍風에 걸린다

5-3 酒 雖可以陶情性 通血脈 自然招風
주는 수가이도정성하고 통혈맥이나 자연초풍하야

敗腎爛腸腐脇　莫過於此 飽食之後　尤宜忌之
패신난장부협이 막과어차니 포식지후에는 우의기지하라

술이 감정과 성품을 도야陶冶 하고 혈맥을 잘 통하게 할 수는 있지만 [과음 하면] 저절로 풍기風氣를 불러일으키고 콩팥을 해치고 창자를 상하게 하고 옆구리를 못 쓰게 하는 데는 이 보다 더한 것이 없다. 특히 잔뜩 배불리 먹은 다음에 술을 마시는 것은 더욱 삼가야 한다.

陶 만들도 招 부를초 敗 깨트릴패 腎 콩팥신 爛 문드러질난(상하게 함) 腸 창자장 腐 썩을부 脇 엽꾸리협(脅과 同) 飽 배부를포

【可以~】 ~할 수 있다【陶情性】 감정과 성품을 陶冶(인격을 양성하여 심신을 단련함)한다【通血脈】 혈맥을 통하게 한다【招風】 풍병風病을 부른다【敗腎】 콩팥을 해친다【爛腸】 창자를 상하게 한다【腐脇】 옆구리를 못 쓰게 한다【莫過於此】 이것 보다 더한 것이 없다【飽食之後】 잔뜩 배불리 먹은 다음에.

5-4 飮酒　不宜麤及速　恐傷破肺
음주는 불의추급속이니 공상파폐니라
肺爲五臟之華　盖 尤不可傷
폐위오장지화니 개 우불가상이니라

술을 마실 때는 거칠고 급하게 해서는 안 된다. 폐를 상하게 할 우려가 있다. 폐는 오장의 꽃이기 때문에 상하게 해서는 더욱 안 된다.

麤 거칠추 恐 아마도공 破 깨트릴파 肺 허파폐 臟 오장장 華 꽃화

【麤及速】 거칠고 급하게 【恐傷破肺】 폐를 상하게 할 우려가 있다 【肺爲五臟之華】 폐는 오장의 꽃(가장 중요한 것)이다 【盖尤不可傷】 일반적으로 상하게 해서는 더욱 안 된다.

5-5 當酒未醒　大渴之際　不可喫水及啜茶多
당주미성하고 대갈지제에는 불가끽수급철다다니라
被酒引入腎臟　爲停毒之水　遂令腰脚重墜
피주인입신장하야 위정독지수니 수령요각중추하고
膀胱冷痛　兼 水腫 消渴 攣躄之疾
방광냉통하며 겸 수종 소갈 련벽지질이니라

술이 덜 깨고 갈증이 매우 심할 때는 물이나 차를 많이 마시면 안 된다. 술이 신장으로 들어가 독이 있는 물로 머물게 되는 결과가 되어 드디어 허리와 다리가 무겁게 축 처져 아프고, 방광이 차고 아프며, 겸하여 수종이 생기고, 소갈병에 걸리고, 팔 다리가 오그라들고 굽는 병이 생긴다.

醒 술깰성 渴 목마를갈 際 사이제 喫 마실끽 啜 마실철 被 입을피 停 머무를정 毒 독독 遂 드디어수 令 하여금령 腰 허리요 脚 다리각 重 무거울중 墜 떨어질추 膀 쌍배광 胱 오줌통광 冷 찰냉 痛 아플통 兼 겸할겸 腫 부스럼종 消 사라질소 渴 목마를갈 攣 오그라들련 躄 앉은뱅이벽

【當~】 ~당하여 【酒未醒】 술이 덜 깨다 【大渴之際】 갈증이 심할 때 【不可~】 ~안된다 【喫水】 물을 마시다 【啜茶多】 차를 많이 마시다 【被酒引入腎臟】 술을 신장으로 끌어드리는 결과가 된다 【爲停毒之水】 독 있는 물을 머물게 한다 【遂令~】 드디어 ~가 되게 한다 【腰脚】 허리와 다리 【重墜】 무겁게 축 늘어짐 【膀胱冷痛】 방광이 차고 아프다

【水腫】 임파액 이나 장액이 많이 고여 몸이 붓는 병 【消渴】 목이 마르고 소변이 자꾸 나오는 병. 당뇨병 【攣躄之疾】 팔 다리가 오그라들고 굽는 병. 앉은뱅이.

◇ 차를 많이 마시면 좋지 않다

5-6 大抵茶之爲物 四時皆不可多喫 令人下焦虛冷
대저다지위물은 사시개불가다끽이니 영인하초허랭하니라
惟飽食後 喫一兩盞 不妨 能消食故也
유포식후에 끽일양잔은 불방이니 능소식고야니라
飢則尤宜忌之
기즉우의기지니라

대개 차라고 하는 물건은 어느 때나 많이 마시면 안 좋다. 하초下焦를 허약하게 하고 차게 한다. 다만 배불리 먹은 후에는 한두 잔 마시는 것은 무방한데, 이는 음식을 소화시킬 수 있는 작용이 있기 때문이다. 속이 비어 있을 때는 더욱 차를 피해야 한다.

抵 무릇저 惟 다만유 焦 그을릴초 盞 잔잔 妨 방해할방 飢 주릴기 忌 기피할기

【大抵】 대개 【四時】 어느 때나 【下焦】 육부六腑의 하나로 상초, 중초 하초를 삼초三焦라 하는데 인체의 열원熱源을 세 분류로 생각하는 동양의학의 특유한 해석이다. 상초는 심장 아래에, 중초는 위胃 속에, 하초는 방광 위에 있어서 체온 조절을 위한 세 부류의 활동이 인체의 연소 작용을 한다는 것이다. 초焦는 열熱을 의미한다 【虛冷】 허약하고 몸이 차다 【惟飽

食後】 다만 배불리 먹은 후에. 《활인심》에는 유惟는 유唯로 되어 있음 【不妨】 무방하다 【能消食故也】 음식을 소화시킬 수 있는 작용이 있기 때문이다 【飢則】 주릴 때란 속이 비어 있을 때를 말한다.

◇ 풍기風氣를 조심해야 한다

5-7 凡坐臥處　始覺有風　宜速避之　不可强忍
범좌와처에 시각유풍이면 의속피지하야 불가강인이니라
且年老之人　體竭內疎　風邪易入
차년로지인은 체갈내소하니 풍사이입이니라

무릇 거처하는 곳에 풍기風氣가 있다는 것을 알아차리면 마땅히 속히 피하는 것이 좋다. 억지로 참고 있으면 안된다. 더구나 나이 많은 사람은 체력이 다하고 속은 허약하기 때문에 풍사風邪에 쉽게 걸린다.

避 피할피 强 억지로강(무리하게) 竭 다할갈 疎 거칠소 風 감기풍 邪 사기(나쁜 氣)사 入 들일입

【坐臥處】 앉거나 누워 있는 곳. 즉, 거처하는 곳 【始覺有風】 풍기風氣가 있다는 것을 알아차리면 【宜速避之】 그것(바람: 바람은 외기外氣로서 병의 원인이 되는 풍사風邪를 일으키기 쉽기 때문이다)을 속히 피해야 마땅하다 【不可强忍】 억지로 참고 있어서는 안 된다 【且年老之人】 더구나 나이 많은 사람. 《활인심》에는 之자가 없음 【體竭內疎】 체력은 다하고 속은 허약하다 【風邪】 자연계의 바람이 일으키는 현상(변화가 빠르고 떨리는 것 같은 증상)과 닮아 있는 발병의 증후를 말하는데, 자연의 병적인 풍기風氣를 사람이 받아 발병의 원인으로 작용하는 것이 풍사다 【易

入】 쉽게 걸린다 【風邪易入】 풍사에 쉽게 걸린다.

5-8 始初 不覺 久乃損人故 雖暑中
시초에 불각이라도 구내손인고로 수서중이라도
不可當風取涼 醉後操扇
불가당풍취량하며 취후조선이니라

처음에는 느끼지 못해도 오래 있으면 몸을 상하게 하므로 한 여름 중이라도 바람맞이에서 서늘하게 하거나 술 취한데 부채질해서는 안 된다.

損 손해날손 暑 더위서 當 맞을당 涼 서늘할냉 操 잡을조 扇 부채선

【久乃損人】 오래되면 사람을 상하게 한다 【雖暑中】 비록 한 여름 중이라도 【當風】 바람을 맞다 【取冷】 서늘하게 하다 【當風取涼】 바람맞이에서 서늘하게 한다 【醉後操扇】 술 취한데 부채질 한다.

5-9 昔 有人 學得壽之道於彭祖 而苦患頭痛
석에 유인이 학득수지도어팽조하야 이고환두통일세
彭祖 視其寢處 有穴 當其腦戶
팽조가 시기침처에 유혈하고 당기뇌호를
遽令塞之後 遂無患
거령색지후에 수무환이더라

옛날에 어떤 사람이 팽조에게 오래 사는 법을 배웠는데 두통으로 괴로워하고 있었다. 팽조가 그의 거처하는 곳을 보니 머리맡에 구멍이 있었다. 그래서 머리맡에 있는 구멍을 덮어 급히 막게 했더니 두통이 없어졌다.

苦 괴로울고 彭 성팽 患 근심환 頭 머리두 痛 아플통 寢 잠잘침 穴 구멍혈 腦 머리뇌 戶 구멍호 遽 급할거 塞 막을색 遂 드디어수

【昔有人】 옛날 어떤 사람이 【學得壽之道】 오래 사는 법을 배우다 【彭祖】 중국 고대의 신선神仙. 황제黃帝의 증손이고 요堯 임금의 신하로서 800세까지 살았으면서도 항상 젊음을 유지했다고 한다. 그는 항상 마음을 고요히 하고 호흡을 고르게 하여 몸을 움직이는 건강법을 익혔다고 하며, 잠자는 모습을 보고도 어떤 병에 걸려 있는지 알았다고 한다 【苦患】 괴롭고 어려움 【苦患頭痛】 두통으로 괴로워하다 【視其寢處有穴】 잠자는 곳을 보니 구멍이 있다 【當其腦戶】 머리맡의 구멍을 덮다. 《활인심》에 호戶는 후後로 되어 있음. 뇌호惱戶는 혈명穴名이나 여기서는 머리맡으로 새김 【遽令塞之】 급히 그곳을 막게 하다 【遂無患】 드디어 고통이 없어진다.

◇ 지나친 맛은 오장을 해친다

5-10

五味 稍薄 令人 爽神 稍多
오미를 초박하면 령인 상신이니라 초다하면
隨其臟腑 各有損傷 故 酸多 傷脾
수기장부하야 각유손상이니라 고로 산다면 상비하고
辛多 傷肝 鹹多 傷心 苦多 傷肺
신다면 상간하고 함다면 상심하고 고다면 상폐하고
甘多 傷腎
감다하면 상신하니라

다섯 가지 맛을 적절히 섭취 하면 정신을 상쾌하게 하지만 많이 섭취하

면 오장육부는 그것에 따라 각각 손상을 입게 된다. 그러므로 신맛을 많이 섭취하면 비장이 상하고, 매운 맛을 많이 섭취하면 간이 상하고, 짠맛을 많이 섭취하면 심장이 상하고, 쓴맛을 많이 섭취하면 폐가 상하고, 단맛을 많이 섭취하면 신장이 상한다.

稍 점점초 薄 맛싱거울박 爽 시원할상 隨 따를수 臟 오장장 腑 장부부 損 덜손 傷 상할상 酸 실산 脾 지라비 辛 매울신 肝 간간 鹹 짤함 心 심장심 苦 쓸고 肺 허파폐 甘 달감 腎 콩팥신

【五味】 다섯 가지의 인체에 필수적인 맛. 매운 것, 짠 것, 단 것, 신 것, 쓴 것으로 五行法則에 따라 인체에 영향을 준다 【稍薄】 '조금 적다'는 뜻이나 여기서는 '적절하다'로 풀이한다 【五味稍薄】 오미를 적절히 섭취한다 【令人~】 사람으로 하여금 ~하게 한다 【令人爽神】 사람으로 하여금 정신을 상쾌하게 한다 【稍多】 너무 많이[섭취한다] 【隨其臟腑】 오장육부는 그것에 따라서 【各有損傷】 각각 손상을 입게 된다 【酸多傷脾】 신맛을 많이 섭취하면 비장이 상한다 【辛多傷肝】 매운 맛을 많이 섭취하면 간이 상한다 【鹹多傷心】 짠맛을 많이 섭취하면 심장이 상한다 【苦多傷肺】 쓴맛을 많이 섭취하면 폐가 상한다 【甘多傷腎】 단맛을 많이 섭취하면 신장이 상한다 【五臟】 간 肝, 심心, 비脾, 폐肺, 신腎장의 5가지 내장內臟 【六腑】 대장, 소장, 담膽, 위胃, 방광膀胱, 삼초三焦(삼초는 해부학적으로는 존재하지 않으며 동양의학에서 기능에 따라 붙인 이름이다)의 6가지 내장 [참고]한의학에서 말하는 오행五行과 자연환경 및 인체와의 관계는 다음 그림과 같다.

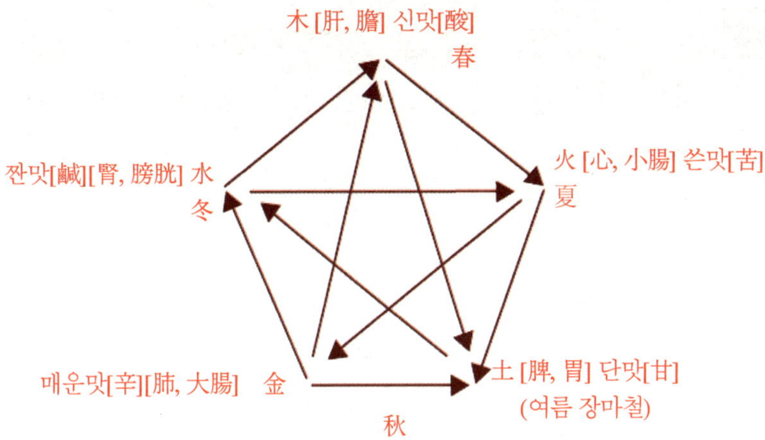

【그림】 오행五行의 상생相生(그림 바깥 쪽 화살표), 상극相剋(그림 안쪽 화살표)의 관계와 인체의 오장 육부, 맛[오미五味 : 신酸 고苦 감甘 신辛 함鹹] 그리고 4계절과의 관계

【그림 설명】 오행五行의 목木 화火 토土 금金 수水를 4계절에 배속하면 춘春 하夏 (여름철 장마) 추秋 동冬이고 오미五味에 배속시키면 신酸 고苦 감甘 신辛 함鹹이다. 예를 들면 신맛은 간肝과 담膽을 좋게 한다. 그러나 신맛을 너무 많이 섭취하면 상극相剋의 원리에 따라 비脾장과 위胃장에 병이 생긴다. 다른 경우도 이와 같이 해석하면 된다. 동양의학에서는 우리 몸을 5장 6부가 관장하고 있다고 보기 때문에 장부를 튼튼히 하는 것이 병을 없애고 건강하게 사는 비결이라고 말한다.

5-11 此 乃五行自然之理 初傷不覺 久乃成患
차는 내오행자연지리니 초상불각하면 구내성환이
不淺
불천하니라

이것은 오행의 법칙으로 푼 자연적인 이치다. 처음에는 상하게 되는 것을 잘 느끼지 못하지만 오래되면 깊은 병에 걸린다.

淺 얕을천

【五行】 우주 만유를 목화토금수木火土金水의 다섯 가지 속성으로 나누고 이 속성들의 운행 법칙으로 자연 현상과 인체의 구조 및 건강을 설명한 동양철학의 대표적인 학설이다 【此乃五行自然之理】 이것은 바로 오행의 법칙으로 푼 자연적인 이치다 【初傷不覺】 처음에는 상하게 되는 것은 잘 느끼지 못한다 【久乃成患】 오래되면 병이 된다 【不淺】 가볍지 않다. 즉, 깊다.

◇ 한 가지 자세만 오랜 취하면 건강에 나쁘다

5-12 久視 傷心損血 久坐 傷脾損肉
구시하면 상심손혈하고 구좌하면 상비손육하고
久臥 傷肺損氣 久行 傷肝損筋
구와하면 상폐손기하고 구행하면 상간손근하고
久立 傷腎損骨 孔子所謂『居必遷坐』
구립하면 상신손골하니라 공자소위『거필천좌』는

以是故也
이시고야니라

오래 쳐다보고만 있으면 심장이 상하고 피가 나빠진다. 오래 앉아만 있으면 비장이 상하고 살이 빠진다. 오래 누워 있기만 하면 허파가 상하고 기가 손상된다. 오래 걸어 다니기만 하면 간이 상하고 힘줄이 뻣뻣해 진다. 오래 서 있기만 하면 콩팥이 상하고 뼈가 손상된다. 공자가 이른바 「사람이 일상생활을 하는데 있어서는 반드시 앉은 자세를 고쳐라」고 말한 것도 다 이런 이유 때문이다.

視 볼시 傷 상할상 腎 콩팥신 遷 고칠천 筋 힘줄근 坐 자리좌

【久視】 오래 쳐다만 보고 있으면 【傷心損血】 심장이 상하고 피가 나빠진다 【所爲】 이른 바 【居】 사람이 일상생활을 하는 데 있어서 【必遷坐】 반드시 앉은 자세를 고친다(한 가지 자세를 오래 취하지 말고 몸을 여러 모로 움직여야 한다는 말) 【以是故也】 이런 이유 때문이다.

◇ 운동 부족도 문제다

5-13 人之勞倦 有生於無端 不必特重執輕
인지노권은 유생어무단이니 불필특중집경하야
仡仡終日 惟是閑人 多生此病
흘흘종일이니 유시한인에 다생차병이니라

사람이 피곤하고 나른해지는 것은 일상생활을 바르게 하지 않는 데서 생기는 병이다. 그렇다고 유별나게 하찮은 일에 바빠서 하루 종일 분주할 필

요는 없지만, 생각하건데 일 없이 한가히 지내는 사람에게 대체로 이런 병이 생긴다.

勞 노곤할로 倦 고달플권 端 바를단 特 유다를특 重 중히여길중 執 잡을집 輕 가벼이할경 仡 날랠흘 終 마칠종 惟 생각하건데유(자기의 의견을 말할 때의 겸사謙辭) 閑 한가할한

【勞倦】 피곤하고 나른해지다 【有生】 병이 생긴다 【於無端】 바르지 못한 생활태도에서 【不必~】 ~할 필요는 없다 【特重】 유별나게 【執輕】 바삐 허덕임 【仡仡】 분주한 모양 【惟是閑人~】 생각 하건데 한가한 사람이 ~이다 【多生此病】 대체로 이런 병(피곤하고 나른해지는 것)이 많이 생긴다.

5-14 蓋閑樂之人 不多運動氣力 飽食坐臥
개한락지인은 부다운동기력하고 포식좌와하야
經脈 不通 血脈 凝滯 使然也
경맥이 불통하고 혈맥이 응체는 사연야니라

대개 한가롭게 즐기기만 하는 사람은 운동으로 기력氣力을 쓰는 일이 적고 배불리 먹고 앉거나 누워 있기만 하기 때문에 경과 맥이 통하지 않고 혈맥이 엉키고 막혀서 그렇게 된다.

飽 배부를포 經 날경 脉 맥맥(脈과 같음) 凝 엉킬응 滯 막힐체 使 좇을사

【閑樂之人】 한가히 즐기기만 하는 사람 【不多運動氣力】 운동으로 기력을 쓰는 일이 적다 【飽食坐臥】 배불리 먹고 앉거나 누워 있기만 한다 【經脉】 기혈氣血과 진액津液이 흐르는 통로서 12 정경正經과 8 기맥奇

脈.【血脈凝滯】혈맥이 엉키고 막힌다【使然也】그렇게 된다.

5-15 是以 貴人 貌樂而心勞 賤人
시이로 귀인은 모락이심노하고 천인은
心閑而貌苦 貴人 嗜慾 或不時
심한이모고하니라 귀인은 기욕으로 혹불시에
或昧於忌犯 飮食珍饈 便乃寢臥
혹매어기범하고 음식진수하야 편내침와하니라

이리기 때문에 귀인의 모습은 즐거우나 마음은 수고스럽고, 천인은 마음은 한가하지만 모습은 괴롭다. 귀인은 즐겨 하고 싶은 욕심에 빠져 혹 어떤 때는 금기 사항을 지키지 못하고 산해진미山海珍味를 찾아 먹고 곧바로 잠자려고 누워버린다.

貌 얼굴모 賤 천할천 苦 괴로울고 嗜 즐길기 慾 욕심욕 或 혹혹 昧 어두울매 忌 꺼릴기 犯 범할범 珍 맛좋은음식진 饈 반찬수 寢 잠잘침

【貌樂而心勞】모습은 즐거우나 마음은 수고롭다【心閑而貌苦】마음은 한가하지만 모습은 괴롭다【嗜慾】즐기고 하고 싶어 하는 욕심【或不時】혹 어떤 때【或昧】혹 어둡다【忌犯】범하는 것을 기피하다. 즉, 금기 사항을 지키다【或 昧於忌犯】혹 금기 사항을 지키지 못한다【珍饈】맛 좋은 음식과 반찬. 산해진미山海珍味.《활인심》에 수饈는 수羞[맛있는 음식수]로 되어 있음【飮食珍饈】산해진미를 찾아 먹다【便乃】곧바로【寢臥】잠 자려고 누워버린다.

5-16 故 常須用力 但不至疲極 所貴 榮衛通流
고로 상수용역이나 단부지피극이니라 소귀는 영위통유하고
血脈調暢 譬如流水 不腐 戶樞
혈맥조창이니라 비여류수는 불부하고 호구는
不蠹也
부두야니라

그러므로 항상 운동을 해야 한다. 다만 피로가 극심하지 않도록 한다. 중요한 것은 영기榮氣와 위기衛氣가 잘 통하여 흐르고 혈맥이 고르게 퍼져나가게 하는 것이다. 마치 흐르는 물은 썩지 않고 문지방은 좀이 먹지 않는 것과 같다.

須 모름지기수 疲 피로할피 貴 값비쌀귀 榮 성할영 衛 경영할위 調 고를조 暢 펼창 譬 비유할비 戶 집호 樞 문지도리추(문지방) 腐 썩을부 蠹 좀먹을두

【常須~】 언제나 ~을 해야 한다 【用力】 힘을 쓴다. 운동한다 【疲極】 피로가 극심하다 【榮衛】 영기榮氣와 위기衛氣. 맥脈 안에서 흐르는 기를 영기라 하고 맥 밖에서 흐르는 기를 위기라 한다. 영기는 혈액 상태를 좌우하는데 피는 인간의 감정에 따라 색깔이 변한다고 한다. 위기는 혈관을 둘러싼 근육 바깥에서 일어나는 모든 작용을 관장한다. 우리 몸에는 영기와 위기가 쉬지 않고 순환하면서 생명이 있는 한限, 두 기는 서로 고리와 같이 모이고 돌며 끝이 없다 【通流】 잘 통하여 흐름 【調暢】 고르게 퍼져나감 【譬如~】 ~에 비유할 수 있다 【流水不腐】 흐르는 물은 썩지 않는다. 《활인심》에 부腐는 오汚로 되어 있음 【戶樞不蠹】 여닫는 문지방은 좀이 먹지 않는다는 뜻으로 사람도 늘 활동하면 기혈의 유통이 원활하여 건강하다는 비유.

◇ 잠자는 자세도 중요하다

5-17 臥宜側身屈膝 益人心氣
와의측신굴슬이라야 익인심기니라
覺宜展則精神不散 盖舒臥則招魔引魅
교의서전즉정신불산이니라 개서와즉초마인매하나니
孔子 寢不尸 蓋是歟
공자는 침불시라하니 개시여아

누워서 잘 때는 옆으로 누워 다리를 오므리고 자야 한다. 그래야만 사람의 심기에 유익하다. 잠에서 깨어났을 때는 천천히 몸을 풀어 주어야 한다. 그러면 정신이 흐트러지지 아니한다. 대개 몸을 펴고 누우면 마귀를 부르고 도깨비를 끌어드린다. 공자가 「잠잘 때는 시체 같이 사지를 쭉 뻗고 자지 않는다.」고 한 것은 다 이를 두고 한 말이 아니겠나.

宜 마당의 側 곁측 屈 굽을굴 膝 무릎슬 益 유익할익 覺 잠깰각 舒 펼서 展 늘일전 散 흩을산 招 부를초 魔 마귀마 魅 도깨비매 尸 시체시 歟 어조사여, 그런가여

【臥宜~】 누울 때는 ~한 것이 좋다 【側身】 몸을 옆으로 하여 눕다 【屈膝】 무릎을 오므린다 【心氣】 마음으로 느끼는 기분 【覺宜~】 잠에서 깨어났을 때는 ~한 것이 좋다 【舒展】 천천히 편다 【舒臥】 몸을 쭉 펴고 눕는다 【招魔引魅】 마귀를 부르고 도깨비를 끌어들인다 【寢不尸】 잠잘 때 죽은 시체와 같이 쭉 펴고 자지 아니한다. 즉, 사지를 쭉 뻗고 자지 않는다.

◇ 머리를 자주 빗으면 풍병이 없어진다

5-18 髮多梳則去風明目 故 道家 晨梳 常以
발다소즉거풍명목이니라 고로 도가는 신소를 상이
百二十 爲數 浴多則 損心腹
백이십으로 위수하니라 욕다즉 손심복하고
令人倦怠
령인권태하니라

머리를 자주 빗으면 풍병風病을 예방하고 눈을 밝게 한다. 그러기 때문에 도가에서는 새벽에 일어나 언제나 백스무 번씩 빗질한다. 목욕을 자주하면 뱃속을 손상시켜 사람을 싫증 나게 하고 게으르게 한다.

髮 터럭발 梳 비질할소 去 없앨거 風 풍병풍 浴 모목할욕 腹 배복 倦 게으를권 怠 게으를태

【髮多梳】 머리를 자주 빗질 한다 【去風】 풍병을 예방한다 【明目】 눈을 밝게 한다 【晨梳】 새벽에 빗질한다 【常以~】 항상 ~한다 【百二十爲數】 백이 십까지 수를 세면서[빗질]한다 【浴多】 목욕을 자주 한다 【損心腹】 가슴과 배를 손상시킨다 【令人倦怠】 사람을 싫증 나게 하고 게으르게 한다.

◇ 취침 시에는 불을 끈다

5-19 寢 不言者 爲五臟 如鐘磬然
침에 불언자는 위오장이 여종경연하야

不懸則不可發聲　　睡留燈燭　令人　神不安
불현즉불가발성이니라 수유등촉은 영인으로 신불안이라

잠잘 때 말하지 않는 것이 좋다. 이는 마치 오장이라는 것이 종이나 경쇠와 같이 매달아 놓고 치지 않으면 소리를 낼 수 없는 이치와 같다(누워서 말하는 것은 좋지 않다는 말). 잠잘 때 촛불을 켜두면 사람의 정신을 불안하게 한다.

寢 잠잘침 臟 내장장 鐘 쇠북종 磬 경쇠경(옥이나 돌로 만든 악기의 한 가지) 懸 매달현 睡 잠잘수 留 머무를유(정지함) 燈 등잔등 燭 촛불촉

【寢不言】 잠잘 때 말하지 않는다 【如鐘磬然】 종과 경쇠와 같이 【不懸則不可發聲】 매달아 놓지 않으면 소리를 내지 못한다(사람이 앉아 있거나 서 있을 때 말하는 것은 좋지만 누워 있으면서 말 하는 것은 나쁘다는 말인데, 이것은 마치 종이나 경쇠를 매달아 놓지 않고 소리를 내게 하는 것과 같아서 무리가 된다는 뜻이다) 【睡留燈燭】 잠잘 때는 촛불을 켜 두지 않는다 【令人神不安】 사람의 정신을 불안하게 한다.

◇ 여름철에는 더운 음식이 위생적이다

5-20 夏一季　是人脫精神之時　心旺腎衰
하일계는 시인탈정신지시라 심왕신쇠하니라
腎化爲水　至秋　乃凝　及冬　始堅
신화위수하니 지추에 내응하고 급동에 시견하나니
尤宜保惜
우의보석이니라

여름 한철은 사람의 정신이 산만해지는 때다. 심장의 기능은 왕성하고 신장의 기능은 쇠퇴한다. 신腎의 조화는 물을 처리하는 것인데 신장은 가을에 이르러 엉키고 겨울이 되어 비로소 굳게 됨으로 더욱 보호하고 아끼는 것이 마땅하다.

季 철계 脫 빠뜨릴탈 旺 성할왕 腎 콩팥신 衰 쇠할쇠 凝 엉길응 堅 굳을견 尤 더욱우 惜 아낄석

【夏一季】 여름의 한 계절 【脫精神】 정신을 빠뜨린다. 즉, 정신이 산만해진다 【是人脫精神之時】 사람의 정신이 산만해지는 때이다 【心旺腎衰】 심장의 기능은 왕성하고 신장의 기능은 쇠퇴한다 【腎化爲水】 신장의 조화는 물을 처리하는 것이다. 【至秋乃凝】 가을에 이르러서 엉킨다 【及冬始堅】 겨울이 되어 비로소 굳는다 【尤宜保惜】 더욱 보호하고 아끼는 것이 마당하다.

5-21 故 夏月 不問老少 悉喫暖物
고로 하월에는 불문노소하고 실끽난물하면
至秋卽不患 霍亂吐瀉 腹中 常暖者 諸疾
지추즉불환 곽난토사하니라 복중이 상난자는 제질이
自然不生 蓋血氣壯盛也
자연불생하니 개혈기장성야니라

그러므로 여름에는 노소를 불문하고 다 따뜻한 음식을 먹어야만 가을에 이르러 곽란이나 토사에 걸릴 염려가 없다. 속이 늘 따뜻한 사람은 모든 병이 스스로 생기지 않는데 이는 대개 혈기가 굳세고 왕성하기 때문이다.

悉 다실 喫 마실끽 暖 따뜻할난 霍 빠를곽 亂 어지러울란 吐 토할토 瀉

쏟을사 腹 배복 諸 모두제 壯 씩씩할장 盛 성할성

【不問老少】 노소를 가릴 것 없이. 《활인심》에는 少는 幼로 되어 있음 【悉喫暖物】 모두 따뜻한 음식을 마신다 【至秋卽】 가을에 이르면 【不患霍亂吐瀉】 곽란과 토사에 걸릴 염려가 없다 【腹中常暖者】 배안이 항상 따뜻한 사람 【諸疾自然不生】 모든 병이 자연이 생기지 않는다 【蓋血氣壯盛也】 대개 혈기가 굳세고 왕성하기 때문이다.

◇ 여름철에는 검소하게 지내야 한다

5-22 月令仲夏之月　君子齋戒　處必攝身
월령중하지월에 군자재계하야 처필섭신하며
毋躁　止聲色　毋暴怒　薄滋味
무조하며 지성색하며 무폭노하며 박자미하며
保致和　禁嗜慾　定心氣
보치화하며 금기욕하며 정심기니라

한 여름이 되면 군자는 재계齋戒하여 일상생활에 몸을 잘 다스려야 한다. 조급하게 굴지 말고 음탕한 소리나 여색을 멀리하며, 크게 성내지 말며 식사를 싱겁고 검소하게 한다. 남과 화합하여 사이좋게 지내야 하며 즐기고 욕심내는 일을 금하고 심기를 안정시켜야 한다.

仲 버금중 齋 재계할재 戒 경계할계 處 살처 毋 말무 躁 성급할조 暴 사나울폭 薄 싱거울박 滋 맛이있는음식자 禁 금할금 嗜 즐길기

【月令】 매년 행하여야 할 정령政令을 12개월에 할당하여 규정한 것, 철 【仲夏之月】 한 여름 【君子】 덕이 있고 훌륭한 사람 【齋戒】 부정不

淨을 없애고 몸을 깨끗이 함(재齋는 내면적인 마음을 정화淨化하는 것이며 계戒는 외부적으로 살생殺生이나 사음邪淫 등과 부정不正한 행위를 삼가하는 것을 말한다) 【攝身】 몸을 잘 다스림 【毋躁】 조급하게 굴지 않음 【止聲色】 음탕한 소리나 여색을 멀리 한다 【毋暴怒】 크게 성내지 않는다 【薄滋味】 식사를 싱겁고 검소하게 한다 【保致和】 남과 화합하여 사이좋게 지낸다 【禁嗜慾】 즐기고 욕심내는 일을 금함 (절제함) 【心氣】 마음이 갖는 기분 【定心氣】 심기를 안정시킴.

5-23 雖盛 暑衝熱 若以冷水 洗面手卽
수성에는 서충열이나 약이냉수를 세면수즉
令人 五臟 乾枯 少津液
영인으로 오장이 건고하고 소진액하니
況沐浴乎 凡椀冷物 大損人目
황목욕호아 범완냉물은 대손인목하니라

비록 한여름은 매우 더운 때라고 하여 찬물로 손이나 얼굴을 씻으면 오장을 메마르게 하고 진액이 적어진다. 하물며 목욕하는 것이겠나. 보통 찬 음식을 많이 들면 크게 시력을 손상시킨다.

暑 더위서 衝 찌를충 熱 더울열 冷 찰냉 乾 말릴건 枯 마를고 津 진액진 液 진액 況 하물며황 沐 머리감을목 浴 목욕할욕 乎 인가호(어조사) 椀 주발완 損 덜손

【盛暑】 한여름 【衝熱】 매우 더움 【若以冷水】 만약 찬물로 【洗面手】 낯과 손을 씻다 【乾枯】 메마르다 【津液】 내장에서 나오는 액체 【椀冷物】 찬 음식 【大損人目】 크게 시력을 손상시킨다.

◇ 계절에 따라 몸을 돌보라

5-24 茹性 至冷 菜瓜 雖治風
여성은 지냉하며 채과는 수치풍이나
又能暗人耳目 驢馬食之 卽日 眼爛
우능암인이목하니라 여마식지하면 즉일에 안난이니라

채소류는 성질이 지극히 냉하다. 채과菜瓜를 먹으면 비록 풍風을 다스리기는 하지만 또 반면에 사람의 귀와 눈을 멀게 한다. 당나귀가 먹으면 금세 앞을 못 본다.

茹 야채를먹을여 菜 나물채 瓜 오이과 暗 어두울암 驢 당나귀려 馬 말마 眼 눈안 爛 문드러질난

【茹】 채소류 【菜瓜】 채소와 瓜. 열매를 식용으로 하는 일년생인 오이 참외 수박 등을 瓜라 한다 【治風】 풍을 다스린다 【又能~】 또 반면에 ~할 가능성이 있다 【暗人耳目】 사람의 귀와 눈을 멀게 한다 【驢馬食之】 당나귀가 그것을 먹으면. 《활인심》에는 之가 없다 【卽日】 그날에 바로. 즉, 금세 【眼爛】 눈이 썩어 앞을 못 본다.

5-25 此等之物 大抵四時 皆不可食 不獨夏季
차등지물은 대저사시에 개불가식이니 부독하계라
老人 尤宜忌之
노인은 우의기지니라

이런 음식물은 대개 사시 어느 때고 지나치게 먹어서는 안된다. 유독 여름철뿐만 아니라 노인들은 더욱 피해야 한다.

抵 대저저 獨 홀로독 忌 꺼릴기

【此等之物】 이런 음식물 【大抵】 대개 【不可食】 먹어서는 안된다.

5-26 冬月 天地閉 血氣藏 縱有病
동월에 천지폐하고 혈기장하니 종유병이면
亦不宜出汗
역불의출한이니라

겨울철에는 자연의 기운은 닫히고 사람의 혈기는 활발하지 못하다. 만약 병이 있다면 또한 땀을 내어서는 안된다.

閉 닫을폐 藏 숨을장 縱 가령종 汗 땀한

【冬月】 겨울철 【天地閉】 자연의 기운을 닫는다 【血氣藏】 혈기가 숨는다. 즉, 기혈의 유통이 활발하지 못하다 【縱有病】 만약 병이 있으면 【亦不宜~】 또한 ~해서는 안 된다.

◇ 기후 변화에 주의하라

5-27 昔 有三人 冒霧早行 一人 空腹 一人
석에 유삼인이 모무조행에 일인은 공복이오 일인은

食粥　一人　飮酒
식죽이오 일인은 음주니라

옛날에 어떤 세 사람이 아침에 안개를 무릅쓰고 새벽에 길을 나섰다. 한 사람은 공복이고 한 사람은 죽을 먹었고 한 사람은 술을 마셨다.

冒 무릅쓸모 霧 안개무 早 새벽조 粥 죽죽 酒 술주

【昔有三人】 옛날 어떤 세 사람 【冒霧早行】 안개를 무릅쓰고 새벽에 길을 가다.

5-28 空腹者　死　食粥者　病　飮酒者
공복자는 사하고 식죽자는 병하고 음주자는
健　蓋酒能禦霜露　辟邪氣故也
건하니라 개주능어상로하야 벽사기고야니라

공복인 사람은 죽었고, 죽을 먹은 사람은 병이 들었고, 술을 마신 사람은 건강했다. 대개 술은 서리나 이슬의 영향을 막아 사기邪氣를 물리칠 수 있기 때문이다.

健 튼튼할건 禦 막을어 霜 서리상 露 이슬로 辟 피할피(避 피할피와 같음) 邪 사기사

【空腹】 속이 비워 있다. 즉, 공복 【食粥】 죽을 먹다 【禦霜露】 서리와 이슬의 영향을 막다 【辟邪氣】 사기를 피한다 [참고]한의학에서는 인체의 생리 현상에 관계되는 기氣에는 정기正氣와 사기邪氣가 항상 작용하고 있다고 한다. 정기는 인체의 생리 활동을 도와 건강을 유지하게 하며 반대

로 사기는 병의 원인이 되는데 정과 사는 항상 투쟁하는 관계에 있다고 한다. 따라서 정승正勝하면 사퇴邪退하여 건강하고 사성邪盛하면 정쇠正衰하여 병이 생긴다. 그런데 사기邪氣는 자연환경의 기후 변화에 따른 외감外感으로 풍사風邪, 한사寒邪, 서사暑邪, 습사濕邪, 조사燥邪, 화사火邪의 6가지가 있다(중의학, 신아사, 1998, 154쪽 참조).

5-29 路中 忽遇飄風震雷晦冥 宜入室避之

노중에 홀우표풍진뢰회명하면 의입실피지하라

不爾 損人 當時 未覺 久則成患

불이면 손인이니라 당시에 미각이라도 구즉성환이니라

길을 가다가 갑자기 회오리바람이나 벼락과 우뢰를 만나 천지가 어둡게 되면 집으로 들어가 피하는 것이 마땅하다. 그렇게 하지 않으면 다친다. 그 때는 알지 못해도 오래 되면 병이 된다.

忽 갑자기홀 遇만날우 飄 회오리바람표 震 벼락진 雷 천둥뢰 晦 어두울회 冥 어두울명 室 집실 避 피할피 爾이(是)이 患 병환

【路中】 길을 가다가 【忽遇】 갑자기 만나다 【飄風】 회오리 바람 【震雷】 벼락과 우뢰 【晦冥】 천지가 어둡다 【宜入室避之】 마땅히 집에 들어가 피해야 한다 【不爾】 그렇게 하지 않으면 【損人】 사람을 손상시킨다. 다친다 【當時未覺】 그 때는 알지 못하지만 【久則成患】 오래되면 병이 된다.

◇ 봄에는 일찍 일어나라

5-30 春夏　宜早起　秋冬　任晏眠
춘하에는 의조기하며 추동에는 임안면이니라
晏忌日出後　早忌鷄鳴前
안기일출후며 조기계명전이니라

봄과 여름에는 일찍 일어나야 한다. 가을과 겨울에는 푹 자도 되지만 늦잠을 자도 해가 뜬 후까지 자는 것은 기피해야 한다. 일찍 일어나더라도 닭이 울기 전에 일어나는 것은 기피해야 한다.

任 매길임 晏 늦을안 起 일어날기 鷄 닭계 鳴 울명 前 앞전

【宜早起】 일찍 일어나야 한다 【任晏眠】 마음대로 늦잠 잔다. 즉, 푹 잔다 【日出後】 해가 뜬 후 【鷄鳴前】 닭이 울기 전[새벽 4시경].

◇ 침과 단전호흡은 보약이다

5-31 水之在口曰華池　亦曰玉泉　《黃庭經》
수지재구왈화지라하며 역왈옥천이라하니라 《황정경》애
曰「玉泉淸水　灌靈根　子若修之
왈「옥천청수가 관영근하니 자약수지면
命長存」
명장존」이라하니라

입안에 있는 물을 화지 또는 옥천이라 한다. 《黃庭經》에 「옥천의 맑은 물이 신령스러운 뿌리에 물을 대어 북돋우니 그대가 만약 그것을 닦으면 명을 기리 보존할 것이다.」고 있다.

華 꽃화 池 못지 泉 샘천 黃 누를황 庭 뜰정 灌 물댈관 靈 신령령 根 뿌리근

【水之在口】 입 안에 있는 물 【《황정경黃庭經》】 양생법에 관한 도교의 경서經書 【靈根】 신령스러운 뿌리. 즉, 생명의 근원(두뇌) 【灌靈根】 신령스러운 뿌리에 물을 댄다 【子】 일반적인 사람을 가리킴 【子若修之】 그대가 만약 그것을 닦으면 【命長存】 명을 오래도록 보존할 수 있다

5-32

《胎息論》 曰「凡服食 須半夜子後 床上」
《태식논》에 왈 「범복식은 수반야자후에 상상하야」
瞑目盤坐
명목반좌니라

《태식논》에 「복식법은 이렇다. 모름지기 한 밤중 자시子時 이후 침상 위에서 눈을 감고 책상 다리를 하고 앉는다.

胎 아이밸태 息 숨쉴식 服 먹을복(약 같은 것을 먹음) 床 책상상 瞑 눈감을명 盤 소반반

【胎息】 도가에서 행하는 위생적인 호흡법 【服食】 도가에서 장생불사의 약을 복용하는 일. 즉, 우주의 기氣를 먹는 복기법服氣法 【半夜】 한 밤중 【子後】 子시 이후. 하루 24시간을 자축인묘진사오미신유술해子丑寅

卯辰 巳午未申酉亥의 12로 나눈 시간에서 밤 11시에서 1시 사이의 시간 【床上】 침상 위에서 【瞑目盤坐】 눈감고 책상 다리를 하고 앉음.

5-33 面東　呵出腹內舊氣三兩口然後　停息
면동하고　가출복내구기삼양구연후에　정식이니라
便於鼻內微納淸氣數口　舌下　有二穴
편어비내미납청기수구니라　설하에　유이혈하니
通腎竅
통신규니라

동쪽을 보고 '커' 소리를 내면서 뱃속에 있는 묵은 공기를 두 세 모금 불어낸 다음에 숨을 멈춘다. 그리고 나서 곧 코 안으로 맑은 공기를 살며시 몇 모금 들어 마신다. 이 맑은 공기는 혀 밑에 있는 두 혈穴을 따라 신장腎臟으로 통하게 된다.

呵 불가(더운 김을 내분다, '커'소리를 낸다) 舊 예구 停 머무를정 便 편할편 鼻 코비 微 작을미 納 바칠납 淸 맑을청 舌 혀설 穴 구멍혈 通 통할통 腎 콩팥신 竅 구멍규

【面東】 동쪽을 향함 【呵出腹內舊氣】 '커'소릴 내면서 뱃속에 있는 묵은 공기를 밖으로 불어낸다 【三兩口】 두 세 모금 【然後】 그런 다음에 【停息】 숨을 멈춘다 【便於】 곧 【鼻內】 코 안으로 【微納淸氣】 맑은 공기를 살며시 들어 마신다 【數口】 몇 모금 【舌下有二穴】 혀 밑에 두 개의 혈이 있다 【通腎竅】 신장腎臟의 구멍으로 통한다.

5-34 用舌拄上齶　存息少時　津液　自出
용설주상악하야 존식소시하면 진액이 자출하야
灌漱滿口　徐徐嚥下　自然灌注五臟
관수만구니 서서연하하면 자연관주오장이라하니
此爲氣歸丹田矣
차위기귀단전의니라

혀를 입 천정에 받치고 잠시 머금고 있으면 자연히 진액이 나와 고인다. 입안 가득한 침으로 씻어 양치질하여 천천히 삼켜 내리면 자연히[침이] 오장에 들어간다. 이렇게 하면 기氣가 단전에 환원되는 것이다.

齶 잇몸악 拄 버틸주 津 침진 液 진액 灌 씻을관, 물댈관 漱 양치질할수 滿 가득할만 徐 천천히할서 嚥 삼킬연 注 물댈주 歸 돌아갈귀 丹 붉을단 田 밭전

【用舌拄上齶】 혀 끝을 입 천장에 받친다 【存息少時】 잠시 숨을 멈춤 【津液】 우리 몸 안의 모든 정상적인 수액水液을 총칭하여 진액이라 하는데 땀(한汗), 침(수액唾液), 위액, 장액, 오줌(뇨尿) 등의 분비액과 배설물 모두를 말한다. 수액 중 비교적 맑고 희박한 것을 진津이라 하고 끈적끈적한 것을 액液이라 하지만 이 둘은 서로 전화轉化되기 때문에 합쳐서 보통 진액이라 한다 【自出】 자연히 나와 고인다 【灌漱】 씻어 양치질한다(혀로 입 안에 있는 침을 휘젓는 것을 말한다) 【滿口】 입안 가득하다 【灌漱滿口】 입안 가득한 침으로 씻어 양치질한다 【徐徐嚥下】 천천히 삼켜 내린다 【灌注五臟】 오장에 물을 댄다. 즉, 오장에[침이] 들어간다 【此爲~】 이것은 ~이 되는 것이다 【氣歸丹田矣】 기가 단전에 되돌아간다. 즉, 기가 단전에 환원된다 【丹田】 뇌를 상단전, 심장을 중단전, 배꼽 아래

로 한 치쯤 되는 곳을 하단전이라 한다. 하단전下丹田에 힘을 주어 원기를 모아 두면 생체 기능을 활발하게 하여 건강해져서 장수한다고 하는데 단전 호흡이 바로 단전에 기를 모아 단련시키는 호흡법이다.

5-35 如子後 丑前不及 但寅前爲之 亦可
여자후나 축전불급이면 단인전위지라도 역가며
臥中 爲之 亦可 但枕不甚高 可也
와중에 위지라도 역가니라 단침불심고가 가야니라」하니라

만약 子시 후 丑시 전에 이렇게 하지 못하면 寅시 전에 해도 역시 좋다. 누워서 해도 역시 좋다. 다만 베개는 높게 베지 않는 것이 좋다.」고 하였다.

丑 소축 寅 셋째지지인 臥 누울와 枕 베개침 甚 심할심 高 높을고

【枕不甚高可也】 베개는 높게 베지 않은 것이 좋다.

5-36 漢蒯京 年百二十歲 日甚壯 言朝朝
한괴경이 연백이십세에도 일심장하니라 언조조에
服食玉泉 扣齒二七 名曰鍊精
복식옥천하고 구치이칠하니 명왈연정이라 하니라

한漢 나라의 괴경은 120세에도 날로 매우 건강히 지냈다. 말하자면 아침마다 침을 먹고 이를 딱딱 마주치기를 14번식 했다는 것인데 이를 연정鍊精이라 한다.

蒯 기름사초괴(水草의 일종) 壯 씩씩할장 服 먹을복 扣 두드릴구 鍊 단련할연

【漢蒯京】 120세까지 살았다는 漢나라 사람 [日甚壯] 날로 매우 건강히 지내다 【言】 말하자면 【朝朝】 아침마다 【服食】 먹다 【玉泉】 침 【扣齒】 이를 딱딱 마주치다 【二七】 14 번 【鍊精】 정기를 단련한다.

5-37 後漢王眞　常嚥舌下玉泉嚥之　謂之胎息
후한왕진이 상연설하옥천연지하니 위지태식이라하니라

후한왕 진은 항상 혀 밑 옥천에서 침을 만들어 삼켰다. 침을 삼키는 것을 일러 태식이라 한다.

眞 참진 嚥 삼킬연

【後漢王眞】 후한의 왕 진 【常嚥】 항상 침을 삼킴 【舌下玉泉】 혀 밑의 침샘 【嚥之】 그것을 삼킴 【胎息】 탯줄로 숨쉬기. 즉, 인간이 세상에 태어나기 전 어머니 뱃속에서 탯줄을 통해 이루어진 호흡의 원형이 태식이다. 태식은 코나 허파와 같은 호흡 기관이 생겨나기 전의 호흡으로서 인간은 태식을 통해 생명의 형성이 시작되는 것이다.

5-38 孫眞人曰「髮宜多櫛　手宜在面　齒宜數扣
손진인왈「발의다즐이오 수의재면이며 치의수구며
津宜常嚥　氣宜精鍊」　此五者卽
진의상연이며 기의정련」이니라하니 차오자즉
《黃庭經》所謂「子欲不死　修崑崙爾」
《황정경》소위「자욕불사컨댄 수곤륜이」라 하니라

손진인이 말하기를「머리는 자주 빗어야 하고, 손으로는 얼굴을 쓰다듬어야 하고, 이는 자주 마주쳐야 하고, 침은 항상 삼켜야 하고, 기는 단련해야 한다」고 했다. 이 다섯 가지는 《황정경》에 「그대가 오래 살고자 한다면 곤륜을 닦게나.」 라고 말한 바로 그것이다.

髮 터럭발 櫛 빗질할즐 扣 두드릴구 津 침진 精 면밀할정 鍊 단련할련 子 남자자 爾 그러할이(어조사)

【孫眞人】 도가의 손사막(2-19 참조) 【多櫛】 많이 빗질한다 【手宜在面】 손은 얼굴에 있어야 한다. 즉, 손으로 늘 얼굴을 자주 쓰다듬어야 한다 【齒宜數扣】 이는 여러 번 두드린다 【津宜常嚥】 침은 항상 삼킨다 【氣宜精鍊】 기는 항상 단련한다 【所謂】 이른 바 【子】 일반인을 밀함 【子欲不死】 그대가 오래 살고자 한다면 【崑崙】 중국 서장에 있는 산 이름이 곤륜산인데 여기서는 높다는 의미에서 사람의 두뇌를 말한다 【修崑崙爾】 두뇌를 단련하는 道家의 양생법을 닦는다.

[참고] 《명심보감明心寶鑑》 정기편正己篇에 다음과 같은 손진인孫眞人의 양생명養生銘이 있다.

怒甚偏傷氣
노심편상기　너무 몹시 노여워하기만 하면 기氣가 상한다.
思多太損神
사다태손신　이것저것 생각이 많으면 정신을 크게 손상시킨다.

神疲心易役
신피심이역　정신이 피로하면 마음이 고달퍼지기 쉽다.
氣弱病相因
기약병상인　기가 약해 병이 생기고 병이 생겨 기가 약해진다.

勿使悲歡極

물사비환극 너무 슬퍼하지도 말고 너무 기뻐하지도 말라.

當令飮食均

당령음식균 음식은 마땅히 자기 양量에 알맞게 먹도록 하고

再三防夜醉

재삼방야취 밤에 자주 술 마시며 취하지 말도록 몸을 지켜야 한다.

第一戒晨嗔

제일계신진 새벽에 일어나 성을 내지 않은 것이 제일 중요하다

◇ 손을 비벼 몸을 만지라

5-39 熱摩手心 熨兩眼 每二七遍 使人

열마수심하야 위양안을 매이칠편하면 사인으로

眼目自然無障翳 明目去風 無出於此

안목자연무장예하며 명목거풍이 무출어차니

亦能補腎氣也

역능보신기야니라

손바닥을 비벼 열이 나게 한 후 두 눈을 지그시 눌러 덮어주기를 14번 하면 자연히 눈에 무엇이 끼이거나 가리는 것 같은 증후가 없다. 또 눈이 밝아지고 풍기를 제거하는 데는 이보다 더 나은 것이 없으며 또한 신장의 기를 돋운다.

熱 더울열 摩 갈마 熨 눌러덥게할위 遍 두루편(처음부터 끝까지 한 차례 하는 일) 障 가로막을장 翳 가릴예 補 도울보

【熱摩】 열이 나게 비비다 【手心】 손바닥 【熨兩眼】 두 눈을 지그시 눌러 덮는다 【二七】 14(二와 七의 곱셈으로 표시한 것임) 【~遍】 ~번 【每二七遍】 매 번 할 때마다 14번. 《활인심》에는 매삼칠편每三七遍으로 되어 있음 【無障翳】 끼이고 가리는 증후가 없다 【明目去風】 눈을 밝게 하고 풍기를 제거한다 【於此】 이 보다 더 【無出於此】 이 보다 더 나은 것은 없다 【補腎氣也】 신장의 기를 돋운다.

◇ 천정天庭을 닦는다

5-40

頻拭額上　謂之「修天庭」　連髮際二七遍
빈식액상은 위지 「수천정」이라하며 연발제이칠편하면
面上　自然光澤　如有鼾點者　宜頻拭之
면상에 자연광택하나니 여유간점자는 의빈식지니라

이마 위를 자주 문질러 주는 것을 「천정을 닦는다.」고 하는데, 머리가 난 데까지 14번 문지르면 얼굴에 자연히 윤기가 돈다. 만약 주근깨가 있는 사람은 자주 문질러 주어야 한다.

頻 자주빈 拭 닦을식 額 이마액 連 이을연 髮 터럭발 際 사이제 澤 못택, 윤날택 鼾 검은빛간 點 점점

【頻拭額上】 이마 위를 자주 문지른다 【謂之】 이를 일러 【修天庭】 천정을 닦는다 【連髮際】 머리가 난데까지(이마 전체) 【連髮際二十七遍】 어리가 난데까지 14번 [문지른다] 【自然光澤】 자연이 윤기가 돈다 【如有鼾點者】 만약 주근깨가 있는 사람은 【宜頻拭之】 자주 문질러 주어야 한다.

◇ 큰 산봉우리에 물을 댄다

5-41 又以中指　於鼻梁兩邊　揩二三十數
우이중지로 어비량양변에 해이삼십수하야
令表裏俱熱　所謂灌漑中嶽　以潤於肺
영표리구열은 소위관개중악이라하니 이윤어폐니라

또 두 가운데 손가락으로 콧잔등 양 쪽을 이삼십 번 비벼 코 밖과 안을 모두 뜨겁게 하는 것을 이른바「중앙의 큰 산봉우리에 물을 댄다.」라고 말하는데 이렇게 하면 폐를 튼튼하게 한다.

鼻 코비 梁 들보량 揩 닦을개 裏 속리 俱 함께구 漑 물댈개 嶽 큰산악 潤 윤택하게할윤

【以中指】가운에 손가락으로【於鼻梁】콧등에【兩邊】양 쪽【揩二三十數】문지르기를 이삼십번 [문지른다]【令表裏俱熱】밖과 안을 모두 뜨겁게 한다【所謂灌漑中嶽】이른바「중앙의 큰 산봉우리에 물댄다.」고 말 한다【以潤於肺】폐를 윤택하게 한다. 즉, 폐를 튼튼하게 한다.

◇ 성곽城郭을 보수한다

5-42 以手磨耳輪　不拘遍數　所謂「修其城郭」
이수마이윤을 불구편수함을 소위「수기성곽」이라하며
以補腎氣　以防聾聵也
이보신기하야 이방농외야니라

손으로 귓바퀴를 문지르되 회수에 관계없이 하는 것을「성곽을 닦는다고 한다.」라고 말하는데, 이렇게 하면 신장의 기를 도우고 귀가 머는 것을 예방한다.

磨 갈마 輪 바퀴륜 拘 꺼리길구 城 성성 郭 성곽곽 聾 귀머기리농 聵 귀머거리외

【以手磨耳輪】 손으로 귓바퀴를 문지른다【不拘遍數】 회수에 구애됨이 없이(임의의 회수)【所謂修其城郭】 이른바 성곽을 닦는다고 한다【以補腎氣】 그렇게 함으로써 신장의 기를 돋운다【以防聾聵也】 그렇게 함으로써 귀가 머는 것을 예방한다.

◇ 배를 만지고 어깨 운동을 하라

5-43 大凡人坐 常以兩手 按髀 左右紐肩數十則
대범인좌에 상이양수로 안폐하고 좌우뉴견수십즉
血氣通暢 不生諸疾
혈기통창하야 불생제질이니라

대개 사람이 앉아 있을 때는 항상 두 손으로 넙적다리를 안마해 주고 양쪽 어깨를 수십 번식 비틀면 혈기가 잘 통하게 되어 모든 병이 생기지 않는다.

按 누를안 髀 밥통폐 紐 묶을뉴 肩 어깨견 暢 펼창

【大凡】 대개【人坐】 사람이 앉아 있을 때【常以~】 항상 ~하면【兩手按髀】 두 손으로 넓적다리를 눌러준다【紐肩】 어깨를 비튼다

【血氣通暢】 혈기가 잘 통한다 【不生諸疾】 모든 병이 생기지 않는다.

◇ 성욕을 절제하라

5-44 古人 以色慾之事 譬之 淩盃 盛湯
고인이 이색욕지사를 비지하야 능배에 성탕이며
羽苞 畜火 可不愼乎
우포에 축화라하니 가불신호아

옛 사람들은 성욕을 일삼아 즐기는 것을 비유해서, 어름 잔에 끓인 물을 담는 것과 같고, 털이나 마른 풀에 불을 쌓아놓는 것과 같다고 했으니 삼가지 않아서 될 것인가.

譬 비유할비 淩 어름능 盃 잔배 盛 담을성 湯 끓인물탕 羽 털우 苞 풀포 畜 쌓을축 愼 삼갈신

【以色慾之事】 성욕을 일삼아 즐기는 것에 대해 【譬之~】 그것을 ~에 비유한다 【淩盃盛湯】 어름 잔에 끓인 물을 담는다 【羽苞畜火】 털이나 마른 풀에 불을 쌓아두다 【可不愼乎】 삼가지 않아서 될 것인가.

6 심心이 정情을 잘 다스리면 병이 없다

마음에서 육욕六欲과 칠정七情이 순간순간 생기는 것을 잘 관찰하여 그릇된 길로 흘러가지 않도록 챙기는 것이 마음을 다스려 행복하게 살아가는 움직일 수 없는 정법正法이다.

치심治心

우리의 마음에 깃들고 있는 신명神明이 사람을 총체적으로 관리하고 있다. 그러므로 한번 마음을 잘 쓰고 못 쓰는데 따라서 각가지 감정이 나타나고 그런 감정이 신체에 즉각적인 반응과 영향을 준다. 적절하지 못한 감정의 발로發露는 기의 순환을 방해하여 자연히 병을 유발하게 된다.

신명이 항상 맑게 깨어 있지 않으면 언제 어떤 행동이 일어날지 자기 스스로도 예측하기 힘들다. 늘 선행을 하다가도 한번 사욕邪慾이 끼어들면 악의 함정으로 떨어지기 일쑤다. 물이 맑으면 그 밑바닥을 훤히 볼 수 있는 것과 같이 마음을 항상 고요히 하면 병은 없다.

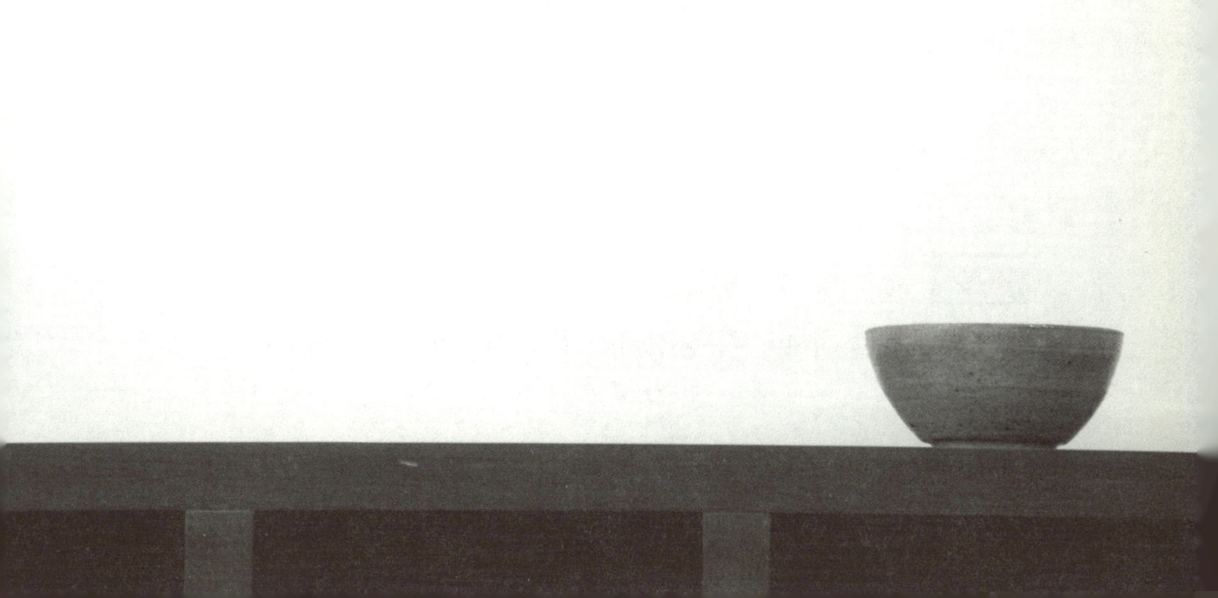

치심 治心 마음을 다스리는 법

6-1 臞仙曰 心者 神明之舍 中虛 不過徑寸
구선왈 심자는 신명지사니 중허하야 불과경촌이나
而神明 居焉 事物之滑 如理亂棼
이신명이 거언이라하니라 사물지골이 여이난분이며
如涉驚浸
여섭경침이니라

구선이 말하기를「마음이란 신명이 있는 집이다. 속은 텅 비어 있고 직경은 한 치 밖에 안 되지만 신명이 그 안에 깃들어 있다. 사물에 마찰 없이 대응하기를 마치 엉킨 실을 빗질하여 가다듬는 것처럼 하고 갑자기 들이닥친 물을 잘 건너는 것처럼 한다.

臞 여윌구 舍 집사 虛 빌허 徑 지름길경 滑 다스릴골 亂 어지러울란 棼 삼베분(麻布) 涉 건널섭 驚 놀랄경 浸 적실침

【臞仙】《활인심》을 지은 사람【心者】마음이라 하는 것은【神明】하늘의 신령과 땅의 신령【神明之舍】신명이 있는 집【中虛】속은 비어 있다【不過徑寸】직경이 한 치에 불과하다【事物之滑】사물에 마찰 없이 대응 한다【如理亂棼】엉킨 실을 빗질하여 잘 가다듬는 같기도 하다【如涉驚浸】갑자기 들이닥친 물을 잘 건너가는 것 같기도 하다.

6-2 或怵惕 或懲創 或喜怒 或思慮
혹출척하며 혹징창하며 혹희노하며 혹사려하야

一日之間 一時之頃 徑寸之地 炎如火矣
일일지간 일시지경에 경촌지지가 염여화의니라

[우리의 마음은]혹 두려워 근심 하며, 혹 과거를 징계하기도 하며, 혹 기뻐하고 성내기도 하며, 혹 생각에 잠기기도 한다. 하루나 한 때의 짧은 시간에도 조그마한 심장은 불같이 타오르기도 한다.

怵 두려워할출 惕 두려워할척 懲 혼날징 創 혼날창 喜 기쁠희 怒 성낼노 慮 생각려 頃 잠관경 徑 지름경 炎 불탈염

【怵惕】 두려워서 근심하다 【懲創】 懲戒와 같음. 과거를 돌아보아 뉘우치고 경계함 【喜怒】 기뻐하고 성내다 【思慮】 생각에 잠기다 【一日之間】 하루 사이에 【一時之頃】 한 때의 짧은 시간에 【徑寸】 직경의 한 치 【徑寸之地】 한 치밖에 안되는 땅. 즉, 사람의 조그마한 심장을 말함 【炎如火矣】 불 같이 타오른다.

6-3 故 神弗留則蠹 明弗留則耗
고로 신불유즉두하고 명불유즉모하야
休休焉常與道謀 而自不覺 或曰謹於爲善
휴휴언상여도모나 이자불각하니 혹왈근어위선이나
若嗜慾一萌 卽不善也
약기욕일맹이면 즉불선야니라

그러므로 신이 머물지 않으면 좀이 쓰고, 밝음이 머물지 않으면 소모된다. 언제나 편안하게 도道를 꾀하려하지만 스스로 깨우치지 못한다. 누가 말하듯이 「선행을 실천하는 데 부지런 하다가도 즐기는 욕심이 한번 싹트

면 착하지 않게 된다고.」는 것이다.

弗 아닐불 留 머무를유 蠹 좀두 耗 줄어들모 休 편안할휴 焉 그러할언(어조사) 謀 꾀할모 謹 삼갈근 嗜 즐길기 萌 싹틀맹 卽 곧즉

【神弗留則蠹】 신이 머물지 않으면 좀이 쓴다[영적 능력이 없으면 생명력이 없어진다] 【明弗留則耗】 밝음이 머물지 않으면 소모된다[정신능력이 없으면 인식 능력이 저하 된다] 【休休焉】 한가하고 편안하게 【常與道謀】 항상 도를 꾀하려 한다 【而自不覺】 그러나 스스로 깨우치지 못한다 【謹於爲善】 선행을 실천하는 데 부지런하다 【若嗜慾一萌】 만약 즐기는 욕심이 한번 싹트면 【卽不善也】 곧 착하지 않게 된다

6-4 歸而勿納 是與良心 競也 必有忿悁之心
귀이물납하면 시여량심으로 경야리니 필유분연지심이
起而與我敵 以我矜願之意 接彼忿悁之心
기이여아적하리라 이아긍원지의로 접피분연지심이면
何爲不鬪 鬪不止而 害生矣
하위불투리오 투부지이 해생의리라

착함으로 돌이키려 하여도 내 마음이 받아들이지 아니하면 이는 나의 양심과 다투는 격이 된다. 그러면 반드시 몹시 성내는 마음이 생겨 나와 적이 된다. 나의 어여삐 여기는 마음이 그 성내는 마음과 접촉하면 어찌 싸우지 않겠나. 싸움이 그치지 않으면 해가 생긴다.

歸 돌아갈귀 納 바칠납 良 어질양 競 겨룰경 忿 성낼분 悁 성낼연 敵 원수적 矜 불쌍히여길긍 願 바랄원 鬪 싸울투 害 해로울해

【歸而勿納】 착함으로 돌이키려 하여도 내 마음이 받아들이지 아니한다. 여기서 귀歸는 자기의 본심으로 돌아와 반성해 본다는 뜻이다. 물납勿納은 자기의 본심에 비추어 반성해 보지만 자기의 이기적인 욕심이 이를 받아들이지 않는다는 의미다 【是與良心競也】 이는 나의 양심과 다투는 격이 된다. 여기서 시是는 이기적인 자기의 욕심을 지적한 것이다. 인간에게는 누구나 본심인 양심良心이라고 하는 보편 적이고 합리적인 마음이 있는가 하면 한편으로 이기적이고 자기 욕망에 사로잡힌 마음이 있다. 경야競也는 '다툰다'는 것인데 양심과 욕망의 마음이 서로 다툰다는 말이다. 즉, 갈등이 생겨난다는 의미다 【忿悁之心】 몹시 성내는 마음 【必有忿悁之心起】 반드시 몹시 성내는 마음이 생긴다 【而與我敵】 그래서 나와 적이 된다. 내 내면에서 갈등이 생긴다 【以我矜愿之意】 나의 어여삐 여기는 마음으로 【接彼忿悁之心】 그 성내는 마음과 접촉하면 【何爲不鬪】 어찌 싸우지 않겠나. 양심과 욕심의 싸움 즉, 심리적 갈등을 말한다 【鬪不止而害生矣】 싸움이 그치지 않고 해가 생긴다. 자기 내부에서 양심과 욕심이 계속하여 서로 갈등을 일으켜 그치지 않는다면 자신에게 괴로움이 생긴다는 심리 상태를 말한다.

6-5

凡七情六欲之生於心 皆然 故曰 心靜
범칠정육욕지생어심이 개연이라 고왈 심정이면
可以道乎 神明 事未至而先知 是
가이도호니라하니 신명은 사미지이선지하니 시는
不出戶 知天下 不窺牖 見天道也
불출호하야도 지천하하며 불규유하야도 견천도야니라

일곱 가지 감정과 여섯 가지 욕심이 마음에서 생기는 이치가 다 이러한 것이다. 그러므로 마음이 고요해야 도에 들어갈 수 있다고 하는 것이다. 영적 능력이 있으면 일이 생기기 전에 먼저 안다. 이러기에 [영적 능력이 있으면] 집을 나가지 않고도 세상일을 다 알 수 있고, 창틈으로 엿보지 않고도 천지의 이치를 알 수 있는 것이다.

靜 고요할정 窺 엿볼규 牖 창유

【七情六欲】 2-12 참조 【皆然】 다 이러한 것이다 【心靜可以道乎】 마음이 고요해야 도에 들어갈 수 있다 【神明】 인간의 내면 깊숙한 곳에 있는 신령스럽고 밝은 마음의 능력 【事未至而先知】 일이 이르기 전에 먼저 안다. 즉, 선견지명先見之明 【不出戶知天下】 집을 나가지 않고도 세상일을 다 안다 【不窺牖見天道也】 창 틈으로 엿보지 않고 천지의 이치를 알 수 있다.

6-6 蓋心　如水之不撓久而澄淸　洞見其底
개심은　여수지불요구이징청하면　통견기저니라
是謂虛明　宜乎靜　可以固元氣則　萬病
시위허명이니　의호정하야　가이고원기즉　만병이
不生　故　能長久
불생하니　고로　능장구니라

대개 마음이란 마치 물이 오래도록 흔들리지 않으면 깨끗하고 맑아져서 그 밑바닥을 훤히 들려다 볼 수 있는 것과 같다. 이와 같은 마음의 본체를 비고 밝다고 하는 것이다. 그러므로 마땅히 마음을 고요하게 해야 [자연으로부터 받은] 원기를 굳건히 할 수 있다. 그러면 만병이 나지 않기 때문에 오래 살 수 있게 된다.

撓 어지럽힐요 澄 맑을징 洞 꿰뚫을통 底 밑저 虛 빌허 固 굳을고 元 으뜸원

【水之不撓久】 물이 오래도록 흔들리지 않고 있으면 【澄淸】 깨끗하고 맑음 【洞見其底】 그 밑바닥을 훤히 들려다 본다 【是謂虛明】 이[와 같은 마음의 본체]를 비고 밝다고 하는 것이다 【宜乎靜】 마땅히 [마음을] 고요하게 해야 【可以固元氣】 [대자연으로부터 받은] 원기(생명 에너지)를 굳건히 할 수 있다 【則萬病不生故】 그러면 만병이 나지 않기 때문에 【能長久】 오래 살 수 있게 된다.

6-7 若一念旣萌　　神馳於外　　氣散於內
약일염기맹이면 신치어외하고 기산어내니라
血隨氣行　　榮胃昏亂　　百病　　相攻
혈수기행하면 영위혼란하야 백병이 상공하나니
皆因心而生也
개인심이생야니라

만약 한 생각이라도 싹트면 정신은 밖으로 치달리고 나쁜 기氣는 안에서 흩어진다. 피가 나쁜 기를 따라 흐르면 영기榮氣와 위기衛氣는 혼란되어 온갖 병이 생겨 서로 몸을 괴롭힌다. [그래서 모든 병은] 마음에서 생긴다.

旣 이미기 萌 싹틀맹 馳 달릴치 散 흩을산 隨 따를수 榮 꽃영 胃 밥통위 昏 어두울혼 亂 어지러울란 攻 괴롭힐공

【若一念旣萌】 만약 한 생각이라도 싹트면. 일상생활을 하는데 있어서 우리에게는 늘 쉴 새 없이 어떤 생각이 계속적으로 일어난다. 그러나 지금 이 순간에 하는 일 이외의 생각은 모두 번뇌이고 잡념인데도 하염없이 생각은 일어나고 있다. 이런 여러 가지 생각이 념念이다. 모든 잡다한 생각이 념念이지만 특히 여기서 일념一念이라고 하는 것은 화내고 성질 부리고 미워

하고 원망하는 것과 같은 일체의 부정적 심리 상태를 말한다. 부정적 심리 상태가 쌓여 병으로 발전한다는 것을 여기서는 말하고자 하는 것이다【神馳於外】정신은 밖으로 치달린다. 즉, 영적 능력이 쇠퇴 된다【氣散於內】기는 안에서 흩어진다. 즉, 생명의 에너지가 고갈된다【血隨氣行】피가 나쁜 기를 따라 흐른다【榮胃】여기서 위胃는 위衛를 말하는 것 같다. 즉, 영기榮氣와 위기衛氣를 말하는 것 같다 [5-16 참조]【榮胃昏亂】영기와 위기는 혼란된다【百病相攻】온갖 병이 서로 몸을 괴롭힌다【皆因心而生也】[모든 병은] 다 마음이 원인이 되어 생긴다.

6-8 大概怡養天君 疾病 不作 此
대개이양천군하면 질병이 부작하리니 차는
治心之法也
치심지법야니라

대개 마음을 온화하게 기르면 질병이 생겨나지 않는다. 이것이 마음을 다스리는 법이다.

概 대개개 怡 온화할이 養 기를양

【天君】하느님. 즉, 마음. 나의 마음은 하늘에서 받았다는 뜻에서 마음을 높여서 천군天君이라한 것이다【怡養天君】마음을 온화하게 기른다【疾病不作】질병이 생겨나지 않는다.

7 나는 대자연과 하나다

대자연의 원기를 나에게 이끌어 들여 몸에 골고루 펴지게 하는 것이 심신의 안정과 건강을 도모하는 양생법이다. 호흡과 몸의 굴신 운동을 통해 음양으로 이루어진 몸을 천지의 음양과 하나가 되는 수련을 익혀야 한다.

도인법導引法

도인법은 옛날부터 전해 내려온 건강법으로 하루도 빠짐이 없이 매일 같이 계속하면 무병장수한다는 신선법神仙法으로도 통한다. 이 법은 자기가 일상 거처하는 자리에서 손과 발의 가벼운 동작으로 기혈의 유통을 원활히 한다는 것이 그 기본 요령이다.

실제의 동작으로는 여러 가지가 있으나 여기서는 기본적인 동작을 8개의 그림으로 정리해 놓고 있다. 아랫니(치齒)와 윗니를 마주치기, 고개 돌리기, 혀로 입안 양치질하고 침을 내어 심키기, 어깨 돌리기, 두 손을 비벼 등(배背) 비비기, 두 손 깍지 끼고 허공을 밀어 올리기 그리고 두 다리를 뻗고 발목 잡기 등이다. 모든 동작은 안정된 마음으로 자연스럽게 해야 한다.

도인법 導引法 천지의 기운을 나에게로 이끌어 들여 유통시키는 법

導 이끌도 引 늘일인

【導引】 대자연의 기를 나에게 이끌어 들여 온 몸에 골고루 보낸다[도인법의 유의점] 도인법은 자기 혼자서 하는 것이 특이하다. 서서 하거나 앉아서 하거나 누워서 해도 된다. 그러나 절대로 욕심내어 무리하게 해서는 안 된다. 상반신의 힘을 빼야 하고, 어디까지나 가볍고 부드럽게 해야 한다. 두 손을 잘 비벼서 덥게 한 다음에 해야 한다. 도인법은 단순히 육체적 운동이나 체조 같은 것이 아니라, 정기신精氣神 삼합三合의 조화를 꾀하는 수양법이다. 호흡은 매우 중요하며 부드럽게 〈면綿〉 가늘게 〈세細〉 고르게 〈조調〉 깊게 〈심深〉 유연하게 〈유悠〉 느리게 〈완緩〉 조용하게 〈정靜〉 길게 〈장長〉 살며시 〈미微〉 해야 한다.

7-1 閉目冥心坐 [冥心盤趺而坐]
폐목명심좌 [명심반부이좌] 하야

눈을 감고 명심좌冥心坐한다 [명심하면서 책상다리를 하고 앉는다].

閉 닫을폐 目 눈목 冥 그윽할명 心 마음심 坐 앉을좌 盤 소반반 趺 책상다리할부

【閉目】 눈을 감는다. 완전히 감는 것이 아니라 감되 약간 눈을 뜬 상태를 유지한다. 이것을 '실눈을 감는다'라고 말한다 【冥心】 마음을 고요히 하여 아무런 생각없이 본래의 자기 마음자리를 유지한다. 무심無心의 상태

를 말한다【冥心坐】앉아서 무심의 세계로 들어간다【盤趺】책상다리를 하고 앉는 자세. 이때 결가부좌結跏趺坐나 반가부좌半跏趺坐를 하는 것이 좋다[譯者] 結 맺을결 跏 책상다리할가 趺 책상다리할부 [참고] 【結跏趺坐】오른발을 왼쪽 허벅다리 위에 얹어 놓은 다음 왼발을 오른쪽 다리 위에 올려놓는 항마좌降魔坐와 그 반대의 길상좌吉相坐의 두 가지가 있다【半跏趺坐】왼쪽발을 오른쪽 허벅다리 위에 얹어 놓는 자세와 그 반대의 자세.

7-2 握固靜思神
악고정사신하라

두 주먹을 꽉 쥐고 사思와 신神을 고요히 한다.

握 주먹쥘악 固 굳을고 靜 고요할정 思 생각사 神 혼신

【握固】주먹을 꽉 쥔다. 고固는 주먹을 쥐고 움직이지 않는다는 뜻【靜】고요히 한다【思】의식 수준(표층심리)의 심리 작용【神】무의식 수준(심층심리)의 심리 작용

7-3 叩齒三十六
고치삼십육하라

叩齒를 36번 한다.

叩 두드릴고 齒 이치

【叩齒】 아랫니와 윗니를 서로 마주쳐 두드림. 윗니는 상악골上齶骨에 붙어 있고 아랫니는 하악골下齶骨에 붙어 있다. 이를 마주쳐 두드리면 상악골과 하악골이 움직임에 따라 두개골 운동이 되어 그 속에 있는 뇌신경이 자극되어 머리가 좋아진다.

7-4

兩手 抱崑崙 [又兩手 向項後 數九息
양수로 포곤윤 [우양수로 향항후하야 수구식하고
勿令耳聞 自此以後 出入息
물령이문하라 자차이후로 출입식은
皆不可使耳聞]
개불가사이문하라] 하라

두 손으로 곤륜崑崙을 싼다. [또 두 손을 목 뒤로 향하게 한다. 숨쉬기를 아홉 번 한다. 귀는 듣지 못하게 하라. 여기서부터 이후로는 날숨과 들숨에 숨소리를 다 귀에 들리도록 해서는 안된다].

兩 두앙 抱 안을포 崑 산이름곤 崙 산이름윤 項 목항

【兩手】 두 손으로 【抱崑崙】 곤륜을 싼다는 것은 인체의 머리를 중국에 있는 곤륜산에 비유한 말로서 머리를 싼다는 뜻이다 【又兩手】 또 두 손으로. 《活人心》에는 叉(깍지낄차)로 되어 있다 【向項後】 목 뒤로 향하도록 한다 【數九息】 숨쉬기를 아홉 번 한다 【勿令耳聞】 귀가 소리를 듣지 못하게 하라. 즉, 숨을 쉴 때 그 소리가 자기에게도 들리지 않을 정도로 가늘게 숨을 쉬라는 말이다 【自此以後】 여기서부터 이후로는 【出入息】 날숨과 들숨 【皆不可使耳聞】 다 귀에 들리도록 해서는 안된다.

7-5 左右鳴天鼓　二十四度聞　　[移兩手心　掩兩耳

좌우명천고를 이십사도문하라 [이양수심을 엄양이하고

先以第二指　壓中指　彈擊腦後

선이제이지로　압중지하고 탄격뇌후를

左右各二十四次]

좌우각이십사차하라]

좌우로 천고天鼓를 울려 스물네 번 듣는다. [두 손바닥을 옮겨 두 귀를 가린다. 먼저 두 번째 손가락으로 가운데 손가락을 눌렀다가 튕겨서 뇌 뒤를 친다. 좌우로 각 스물네 차례 한다].

項 목항 後 뒤후 數 셀수 息 숨쉴식 聞 들을문 鳴 울명 鼓 북고 度 번도(회수) 移 옮길이 掩 가릴엄 第 차례제 壓 누를압 彈 튕길탄 擊 칠격 腦 뇌뇌 後 뒤후

【左右】 오른쪽 왼쪽 【天鼓】 하늘 북[천둥] 【鳴天鼓】 하늘 북을 두드려 소리를 낸다[천둥 소리를 낸다]. 손으로 뒤통수를 두드려 나는 소리를 하늘 북 소리[천둥 소리]라고 비유해서 말함 【二十四度聞】 스물네 번 울리게 한다 【移】 《활인심》에는 열熱로 되어 있다. 이양수심移兩手心이라면 '두 손 바닥을 옮긴다' 이고 열양수심熱兩手心이라면 '두 손바닥을 비벼 뜨겁게 한다'이다 【兩手心】 두 손바닥 【掩兩耳】 두 귀를 가린다 【先以第二指】 먼저 두 번째 손가락으로 【壓中指】 가운데 손가락을 누른다 【彈擊腦後】 튕겨서 뇌 뒤를 친다 【左右各二十四次】 좌우로 각 스물네 차례

7-6 微擺撼天柱

미파감천주하라

[搖頭左右　　顧肩膊隨動　二十四　先須握固]

[요두좌우하고 고견박수동을 이십사에 선수악고하라]

살며시 천주天柱를 흔든다[좌우로 고개를 돌린다. 어깨와 팔이 따라서 움직이는 것을 보듯이 스물네 번 한다. 먼저 주먹을 꽉 쥔다]

微 조금미 擺 흔들파 撼 흔들감 柱 기둥주 搖 흔들요 頭 머리두 顧 돌아볼고 肩 어깨견 膊 팔박 隨 따를수 動 움직일동 須 모름지기수

【微】 살며시 【擺撼】 흔든다 【天柱】 뒷머리 끝 좌우 양측 목에 천주혈天柱穴이 있고 손목 중앙에 대능혈大陵穴이 있는데 이 혈은 목에 있는 천주혈天柱穴과 통한다고 한다 【擺撼天柱】 천주를 흔든다는 것은 목을 흔든다는 의미다. 먼저 손목 중앙에 있는 대능혈을 잡고, 잡힌 팔의 반대쪽으로 고개를 돌리면 잡힌 팔과 천주혈이 있는 목이 따라 움직인다. 이것이 천주혈을 흔든다는 것이다 【搖頭左右】 좌우로 머리를 흔든다. 즉, 좌우로 고개를 돌림 【顧】《활인심》에는 완頑 (완고할완)으로 되어 있음 【顧肩膊隨動】 어깨와 팔이 따라서 움직이는 것을 보듯이 【先須握固】 먼저 주먹을 꽉 쥐어야 한다.

7-7 赤龍　　攪水渾　[赤龍者　舌也　以舌

적용으로 교수혼하고 [적용자는 설야라 이설로

攪口齒邊左右頰　　待津液生而 嚥]

교구치변좌우협하야 대진액생이 연하라]

적용赤龍이 물을 휘저어 섞는다 [적용赤龍은 혀를 말한다. 혀로 입안의 이 좌우와 뺨 사이를 휘저어서 진액이 고이기를 기다려 삼킨다].

攪 휘저을교 渾 섞을혼 頰 뺨협 津 진액진 液 진액 嚥 삼킬연

【赤龍】 혀(도가道家에서는 혀를 붉은 용이라 말 한다) 【攪水渾】 물을 휘저어 섞는다. 여기서는 침을 혀로 휘젓는 것을 말함 【以舌攪】 혀로 휘젓는다 【口齒邊左右頰】 입안의 이와 좌우 양쪽의 뺨 【待津液生而嚥】 진액이 고이기를 기다려 삼킨다.

7-8 漱津三十六 [一云 鼓漱]

수진삼십육하고 [일운 고수라]

침으로 양치질 서른여섯 번 한다 [일명 고수鼓漱라함].

漱 양치질할수 津 진액진. 여기서는 침을 말함 鼓 북칠고

【漱津】 혀를 놀려 침으로 양치질하기 【一云】 일명 【鼓漱】 북을 쳐서 양치질한다. 입 안에 고인 침을 혀로 이리 저리 북을 치듯이 하여 양치질 한다는 표현 (즉, 7-7의 동작을 36번 한다)

7-9 神水滿口勻 一口 分三嚥 [所漱津液 分作三口 作汩汩聲而 嚥之]

신수만구균하면 일구를 분삼연하라 [소수진액을 분작삼구하야 작골골성이 연지하라]

신수神水가 입안에 두루 가득하면 한 입을 세 모금으로 나누어 삼킨다. [양치질 한 진액을 셋으로 나누어 '꼴깍꼴깍' 소리가 나게 삼킨다].

滿 가득할만 勻 두루미칠균(均과 같음) 嚥 삼킬연 汩 물결골

【神水】 신수神水는 신수腎水를 말한다. 《活人心》에는 신수腎水로 되어 있음. 신장은 수액水液을 주관하여 오장에 분화分化시키는데 간肝에 들어가면 눈물이 되고 심장에 들어가면 땀이 되고 비脾에 들어가면 침(연涎)이 되고 폐에 들어가면 눈물(체涕)이 되고 신에 있으면 침(타唾)이 된다. 【滿口勻】 입안에 두루 가득하다 【一口分三】 한 입을 셋으로 나눈다 【汩汩聲】 물이 흘러가듯이 '꼴깍꼴깍'하는 소리 【嚥之】 그것을 삼킨다.

7-10 龍行虎自奔 [液 爲龍 氣 爲虎]

용행호자분이니라 [액은 위용이오 기는 위호니라]

용이 지나감에 따라 호랑이도 스스로 내달린다. [침은 용, 기氣는 호랑이다].

虎 범호 奔 달릴분

【龍行】 용이 지나간다 【虎自奔】 호랑이가 달린다. 침이 내장으로 흘러 들어가는 것을 형용하여 '용이 지나간다'라고 표현하고, 침이 흘러들어감에 따라 기氣도 함께 유통된다는 의미에서 '호랑이가 스스로 내 달린다'라고 표현한 것이다 【液爲龍氣爲虎】 액(침)은 용이고 기氣는 호랑이다.

7-11 閉氣搓手熱 [以鼻引淸氣 閉之少頓

폐기차수열이라 [이비인청기하고 폐지소돈하고

搓手　令極熱鼻中　徐徐乃放氣出]
차수하야 영극열비중하고 서서내방기출하라]

기氣를 닫고 손을 비벼 뜨겁게 한다. [코로 맑은 공기를 마셔 잠시 숨을 멈추면서 손으로 코를 비빈다. 코 안을 매우 뜨겁게 하여 천천히 숨이 밖으로 나가게 한다].

閉 닫을폐 搓 손비빌차 熱 더울열 頓 머무를돈 極 다할극 徐 천천히할서 放 내칠방

【閉氣】 기를 닫는다. 즉, 숨을 멈춘다 【搓手熱】 손을 비벼 뜨겁게 한다 【以鼻引淸氣】 코로 맑은 공기를 마셔드린다 【閉之少頓】 숨을 잠깐 멈춘다. 《活人心》에는 폐지소경閉之少頃으로 되어 있음 【令極熱鼻中】 코 안을 매우 뜨겁게 한다 【徐徐】 천천히 【乃放氣出】 곧 숨이 밖으로 나가게 한다.

7-12 背摩後精門　[精門　腰後外腎也　合手心
배마후정문하고 [정문은 요후외신야라　합수심하고
摩畢　收手握固]
마필에　수수악고하라]

뒤 정문精門 부위의 허리를 문지른다. [정문精門은 허리 뒤 신장腎臟 밖이다. 손바닥을 합쳐 문지른 다음에 손을 거두어 주먹을 쥔다].

背 등배 摩 문지를마 腰 허리요 腎 신장신 畢 마칠필 收 거둘수 握 주먹쥘악

【背摩】 등을 문지른다 【後精門】 뒤 정문 부위 【腰後外腎也】 허리 뒤 신장 밖이다. 《活人心》에는 정문자요후외신야精門者腰後外腎也로 되어 있음 【合手心】 손 바닥을 합쳐 【摩畢】 문지르기를 끝낸 다음 【收手】 손을 거두어 【握固】 주먹을 쥔다.

7-13 盡此一口氣 [再閉氣也]
진차일구기하야 [재폐기야라]

이 한 입에 있는 기를 닫아서 [다시 기를 닫음].

盡 다할진 閉 닫을 폐

【盡】 닫는다는 뜻 【閉氣也】 기를 닫는다. 즉, 숨을 멈춘다.

7-14 想火燒臍輪 [閉口鼻之氣 想用心火
상화소제륜하라 [폐구비지기하야 상용심화하야
燒丹田 覺熱極 卽用後法]
소단전하고 각열극하면 즉용후법이니라]

불이 배꼽을 태운다고 생각하라 [입과 코 안의 기를 닫고 마음의 불꽃을 사용하여 단전을 태운다고 생각하고, 매우 뜨겁게 느껴지면 즉시 다음 동작을 취한다].

想 생각할상 燒 태울소 臍 배꼽제 輪 바퀴륜 鼻 코비 丹 붉을단 覺 깨달을각 熱 뜨거울열 極 다할극 卽 곧즉

【想火】 불을 생각함 【燒臍輪】 배꼽을 태운다 【閉口鼻之氣】 입과 코 안의 기를 닫는다 【想用心火】 마음의 불을 쓴다고 생각한다 【燒丹田】 단전을 태운다 【覺熱極卽】 매우 뜨겁다고 느껴지면 【用後法】 다음의 동작을 취한다. 《活人心》에는 유후법有後法으로 되어 있음.

7-15 左右轆轤轉 [俯首 擺撼兩肩 三十六
좌우록로전하라 [부수하야 파감양견을 삼십육하라
想火自丹田 透雙關入腦戶 鼻引淸氣
상화자단전에 투쌍관입뇌호하고 비인청기하야
閉少頃間]
폐소경간하라]

좌우로 녹로轆轤를 돌린다. [머리를 꾸부리고 양 어깨를 흔들기를 36번 한다. 마치 불이 단전으로부터 쌍관을 뚫고 올라와 머리 골통 속으로 들어간다고 생각하면서 코로 맑은 기를 들어 마시고 잠깐 멈춘다].

轆 수레소리록 轤 고패(滑車)로 轉 굴릴전 俯 구부릴부 擺 흔들파 撼 흔들감 肩 어깨견 透 통할투 雙 쌍쌍 關 빗장관 腦 뇌뇌 鼻 코비 閉 닫을폐 頃 잠깐경

【轆轤】 녹로관轆轤關을 말한다. 인체에 정기精氣가 승강昇降 왕래往來하는 도로를 관關이라 한다. 협척夾脊(등골)을 녹로관이라 한다 【左右轆轤轉】 좌우로 녹로관을 돌린다는 것은 [그림 5] 및 [그림 6]과 같은 자세로 어깨를 앞으로 돌리는 것을 말한다 【俯首】 고개를 꾸부린다 【擺撼兩肩】 양 어깨를 흔든다 【想火】 불이 일어난 듯 생각한다 【自丹田透雙關】 단전으로부터 쌍관을 뚫다 【入腦戶】 머리 골통 속에 들어간다 【鼻

引淸氣】 코에서 맑은 기를 마신다 【閉少頃間】 잠시 닫는다.

7-16 兩脚 放舒伸 [放直兩脚]
양각을 방서신하라 [방직양각이라]

두 다리를 쭉 편다 [두 다리를 곧게 쭉 편다].

脚 다리각 放 놓을방 舒 펼서 伸 펼신

【兩脚】 두 다리 【放舒伸】 쭉 편다 【放直兩脚】 두 다리를 곧게 쭉 편다.

7-17 叉手 雙虛托 [叉手相交 向上托空 三次或九次]
차수하야 쌍허탁하라 [차수상교하고 향상탁공을 삼차혹구차하라]

두 손으로 깍지를 끼고 허공을 민다 [두 손을 서로 엇갈리게 깍지를 끼고 위를 향해 허공을 민다. 세 차례 또는 아홉 차례 한다].

叉 깍지낄차 托 밀탁

【叉手】 두 손을 깍지 낀다 【雙虛托】 두 손으로 허공을 민다 【叉手相交】 손을 서로 엇갈리게 깍지 낀다 【向上托空】 위를 향해 허공을 민다. 마치 허공을 밀어 올리듯이 깍지 낀 손을 위로 향해 올린다.

7-18 低頭攀足頻　[以兩手　向前攀脚心　十三次
저두반족빈하라 [이양수로 향전반각심을 십삼차하고
乃收足端坐]
내수족단좌하라]

머리를 숙이고 발가락을 잡는다. [두 손으로 앞을 향해 발바닥을 열세 번 잡은 다음에 발을 거두어 단정히 앉는다].

低 숙일저 攀 붙잡을반 頻 물가빈 收 거둘수

【低頭】 머리를 숙임 【攀足頻】 발가락을 잡음 【以兩手】 두 손으로 【向前】 앞을 향해 【攀脚心】 발바닥을 잡는다 【乃】 그렇게 한 다음에 【收足】 발을 거두어 【端坐】 단정히 앉는다.

7-19 以候逆水上　[候口中津液生　如未生
이후역수상하니라 [후구중진액생하되 여미생이면
再用急攪取水　同前法]
재용급교취수를 동전법하라]

그리하여 물이 거슬러 올라오기를 기다린다 [입 속에 침이 생기기를 기다리는데, 만약 침이 생기지 않으면 다시 급히 저어 침이 생겨나게 전과 같은 방법으로 한다].

候 기다릴후 逆 거스를역 津 진액진 液 액액 攪 뒤섞을교

【以】 그리하여 【候逆水上】 물(침)이 거슬러 올라오는 것을 기다린다

【候口中津液生】 입안의 진액이 생기는 것을 기다린다 【如未生】 만약 생기지 않는다면 【再用~】 다시 ~한다 【急攪取水】 급히 저어 침이 나오게 한다.

7-20 再漱再呑津　如此三度畢　神水　九次呑
재수재탄진하라 여차삼도필하면 신수는 구차탄이니라
[謂再漱三十六　如前　一口分三嚥
[위재수삼십육을 여전하야 일구분삼연하니
乃爲九也]
내위구야니라]

다시 양치질하고 거듭 침을 삼켜서 이와 같이 세 번을 마치면 신수를 아홉 번 삼키는 것이 된다 [다시 전과 같이 36번 양치질 하여 한 입에 것을 세 번 나누어 삼키니 아홉 번이 된다].

漱 양치질할수 呑 삼킬탄 畢 마칠필 嚥 삼킬연

【再漱】 다시 양치질 한다 【再呑津】 다시 침을 삼킨다 【如此三度】 이렇게 세 번 한다 【畢】 마친다 【神水九次呑】 신수를 아홉 번 삼킨다 【謂再漱三十六如前】 다시 전과 같이 36번 양치질함이니 【一口分三嚥】 한 입에 것을 세 번 나누어 삼킨다.

7-21 嚥下汩汩響　百脈　自調勻　河車
연하골골향하면 백맥이 자조균이니라 하거는
般運訖
반운흘하니라

[擺肩幷身　二十四　及再轉轆轤　二十四次]
[파견병신을 이십사하고 급재전록로를 이십사차하라]

침을 삼키는 소리가 '꼴깍꼴깍'하니 온갖 맥이 스스로 조화롭고 고르게 된다. 하거로에 침 운반을 마침이라 [어깨와 아울러 몸 돌리기를 24번, 그리고 다시 녹로 돌리기를 24번 한다].

汩 빠질골, 여기서는 꼴깍꼴깍하는 소리를 말함 響 울림향 調 고를조 勻 고를균 般 돌반 運 돌운 訖 마칠흘 擺 흔들파 肩 어깨견 幷 아우를병

【嚥下】 침을 삼켜 내린다 【汩汩響】 '꼴깍꼴깍' 소리가 울린다 【百脈】 온갖 혈맥이 【自調勻】 스스로 조화롭고 고르다 【河車】 척골脊骨 이십사절二十四節을 하거로河車路라한다 【般運訖】 운반을 마친다.

7-22 發火遍燒身　[想丹田火自下而上
발화편소신이니라 [상단전화자하이상하야
遍燒身體　想時　口及鼻　皆閉氣少頃]
편소신체하라 상시에는 구급비는 개폐기소경이니라]

불이 나서 몸을 두루 태운다. [단전의 불꽃이 밑에서부터 위로 올라와 온몸을 두루 태운다고 생각한다. 생각할 때는 입과 코의 기를 잠시 닫는다].

遍 두루편 燒 사를소 頃 잠관경

【發火】 불이 난다 【遍燒身】 몸을 태운다 【想~】 ~라 생각한다 【丹田火】 단전의 불꽃 【自下而上】 밑에서부터 위로 올라온다 【遍燒身

體】 온몸을 두루 태운다. 《活人心》에 체體는 존存으로 되어 있음 【想時】 생각할 때는 【口及鼻】 입과 코 【皆閉氣】 기氣를 다 닫는다. 즉, 숨을 쉬지 않는다 【少頃】 잠시.

7-23 邪魔　不敢近　　夢寐　不能昏
사마가 불감근이며 몽매에 불능혼이며
寒暑　不能入　　灾病　不能迍
한서가 불능입이며 재병이 불능둔이니라

[위와 같이 하면] 사마邪魔가 감히 가까이 하지 못하며, 잠자고 꿈꿀 때도 혼미昏迷하지 않으며, 추위와 더위도 침입하지 못하며, 재앙과 질병도 침범하지 못한다.

邪 간사할사 魔 마귀마 敢 감히감 夢 꿈몽 寐 잠잘매 昏 어두울혼 寒 찰한 暑 도위서 灾 재앙재(災와 同字) 迍 머뭇거릴둔

【邪魔】 간사한 마귀. 나쁜 기를 말함 【不敢近】 감히 가까이 하지 못한다 【夢寐】 잠자고 꿈꾼다 【不能昏】 혼미昏迷하지 않다 【寒暑】 더위와 추위 【不能入】 침범하지 못한다 【灾病】 재앙과 질병 【不能迍】 나가지 않고 머뭇거리고 있다. 즉, 침범하지 못한다.

7-24 子後午前　作　造化合乾坤　　循環次第
자후오전에 작하면 조화합건곤이니라 순환차제로
轉入八卦　　是良因
전입팔괘하리니 시양인이니라

밤중에서 오전 사이에 수련을 해야 천지음양의 조화에 합해질 것이다. 돌고 돌며 차례로 팔괘로 돌아 들어가리니 이로 인해 우리 몸이 좋아진다.

乾 하늘건 坤 따곤 循 좇을순 環 고리환 轉 구를전 卦 걸괘 良 좋을양 因 인할인

【子後午前】 밤 11시부터 오전까지 【作】 수련을 한다 【造化合乾坤】 천지음양의 조화에 합해진다 【循環】 돌고 돈다 【次第】 차례대로 【轉入八卦】 팔괘에 굴러 간다(온 몸에 기氣의 순환이 잘 된다는 뜻). 여기서 팔괘는 우리 몸을 말한다. 한의학에서 우리 몸의 장부腸腑를 주역의 팔괘八卦인 건乾은 머리, 태兌는 비장과 위장, 이離는 심장, 진震은 심포, 손巽은 간장, 감坎은 신장과 방광, 간艮은 담, 곤坤은 배와 각각 대비시키고 있다 【是良因】 이로 인해 좋아진다.

7-25

訣曰「其法 於甲子日夜半子時 起 首行時
결왈「기법은 어갑자일야반자시에 기하야 수행시에
口中 不得出氣 唯鼻中 微放清氣
구중은 부득출기며 유비중에 미방청기니라

비결에 이르기를「이 법은 갑자일의 한 밤중 자시에 일어나서 해야 한다. 수련을 시작할 때 입안의 기가 밖으로 나가지 않게 해야 하며 오직 코로 살며시 청기를 내쉬면서 해야 한다.

訣 비결결 首 첫머리수 唯 오직유 微 가늘미 放 내칠방

【訣曰】 비결에 이르기를 【甲子日】 육십갑자의 첫 번째가 갑자甲子

인데 갑자일이라 하면 그 달의 첫째 날을 뜻하기도 한다【子時起】자시에 일어난다【首行時】수련을 시작할 때【不得~】~해서는 안 된다【出氣】숨을 내쉰다【微放淸氣】살며시 청기를 내쉰다.

7-26 每日子後午前　各行一次　或晝夜共行三次
매일자후오전에 각행일차하고 혹주야공행삼차하며
久而自知除疾疫　漸覺身輕　若能勤苦不怠則
구이자지제질역하야 점각신경하니 약능근고불태즉
仙道　不遠矣」
선도는 불원의니라」하니라

매일 자시 후 오전에 한 번씩 하고, 혹 밤낮으로 세 번 수행하여 오래 되면 스스로 질병과 역병이 없음을 알 것이며, 몸이 점점 가벼워짐을 느낄 것이다.「만약 부지런히 힘써 게으르지 않으면 선도는 멀지 않을 것이다」고 했다.

晝 낮주 除 덜제 疫 염병역 漸 점점점 覺 깨달을각 輕 가벼울경 勤 부지런할근 怠 게으를태 仙 신선선 遠 멀원

【各行一次】각 한 번씩 수련한다【或晝夜】혹 밤낮으로【共行三次】합쳐 세 번 수련한다【久而】오래되면【自知】스스로 느낄 것이다【除疾疫】질병과 역병을 없앤다【漸覺】점점 깨닫게 된다【身輕】몸이 가볍다【若能勤苦】만약 부지런히 힘쓰면【不怠則】게으르지 않으면【仙道】신선의 도【不遠矣】멀지 않다.

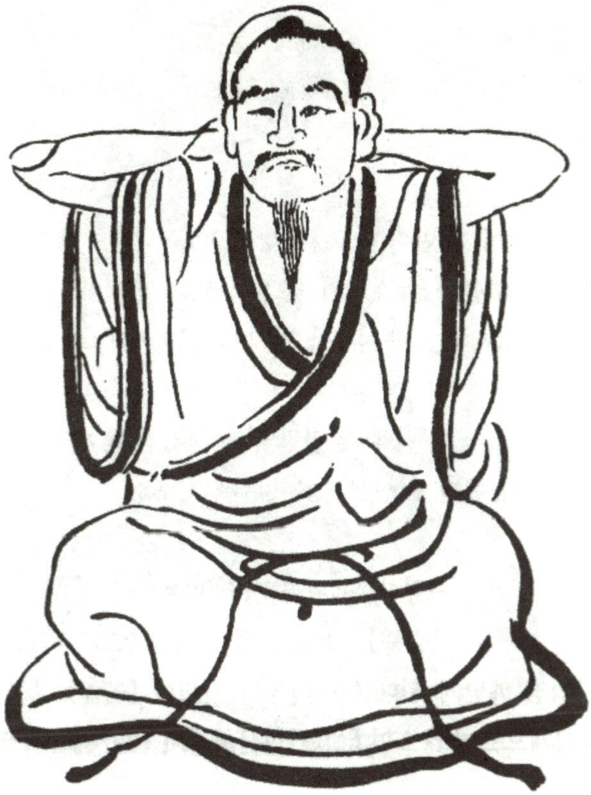

[그림 1]

叩齒集神三十六	이를 마주치면서 정신을 모으기 36번 한 후
兩手抱崑崙	두 손으로 곤륜(귀)을 감싸고
雙手擊天鼓二十四	두 손으로 천고(뒤통수)를 24번 친다

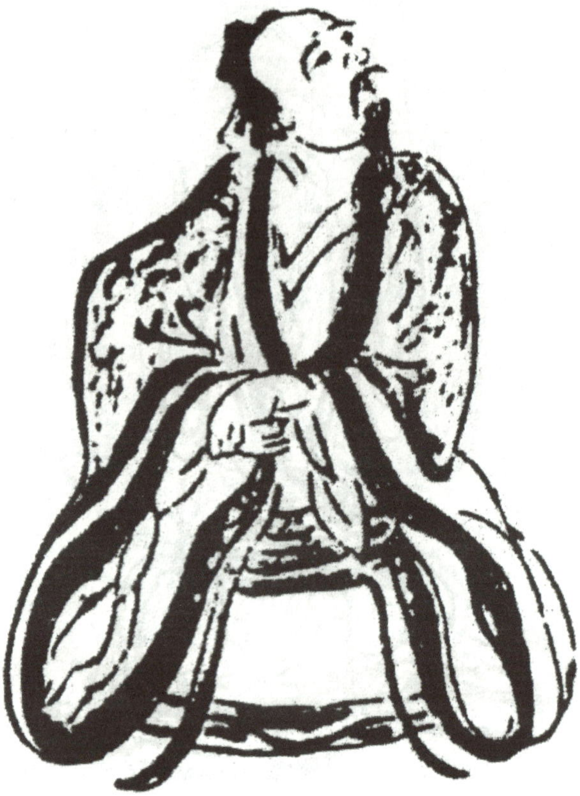

[그림 2]

左右手搖天柱	좌우 손을 잡고 천주(고개)를 흔들기
各二十四	각 24번 한다

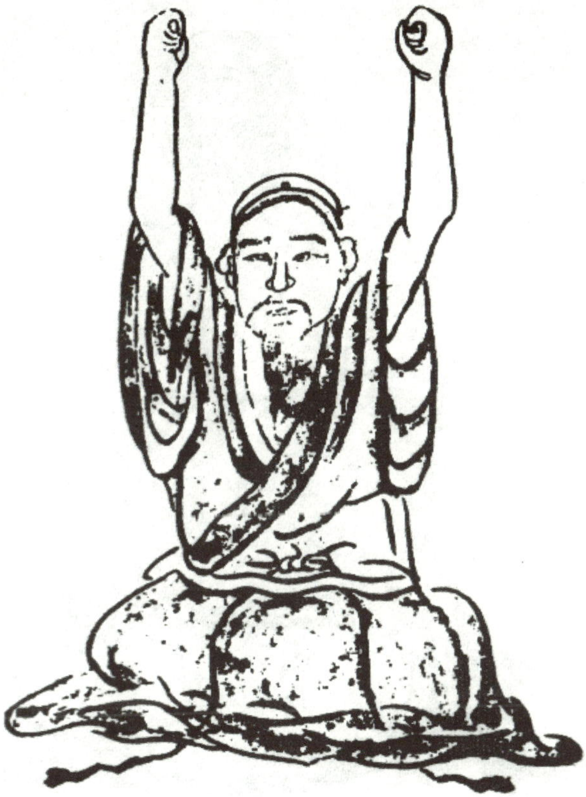

[그림 3]

左右舌攪上齶三十六	혀를 좌우로 잇몸에 돌리기 36번
漱三十六	침으로 36번 이를 씻고
分作三口	세 모금으로 나누어
如硬物嚥之	굳은 음식을 삼키듯이 침을 삼킨다
後方得行火	그렇게 한 후에 다음 동작을 취한다
	《活人心》에 火는 次로 되어 있음

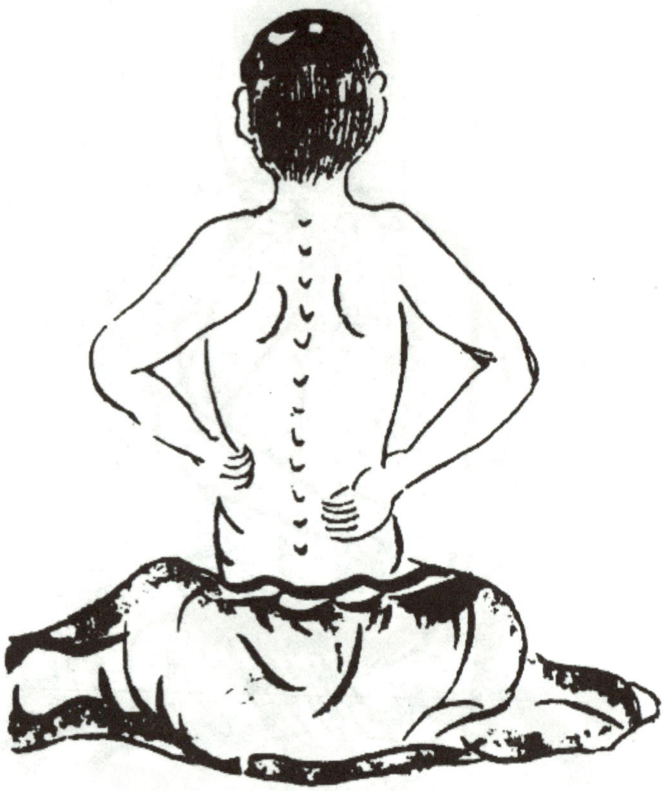

[그림 4]

兩手摩腎堂	양손으로 신당(허리)을
三十六	36번 비빈다
以數多更妙	많이 비빌수록 더욱 좋다
	《活人心》에 更자는 없음

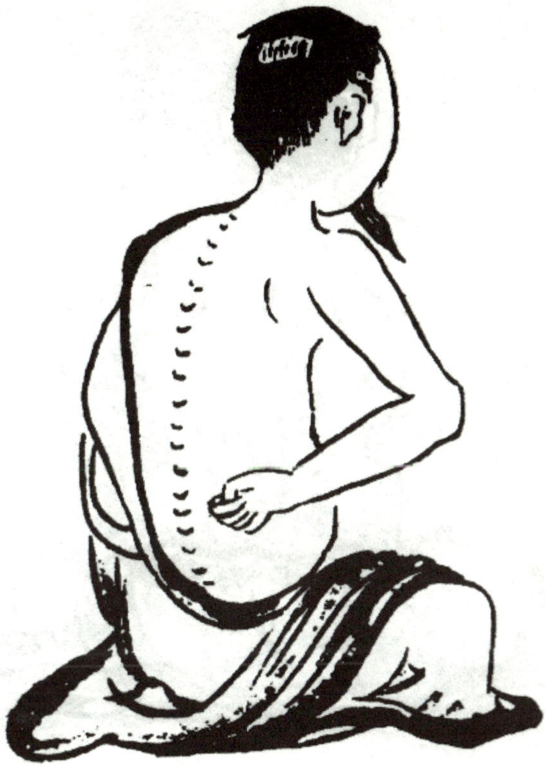

[그림 5]

左右單關轆轤 좌우로 단관(어깨) 돌리기를

各三十六 각 36번 한다

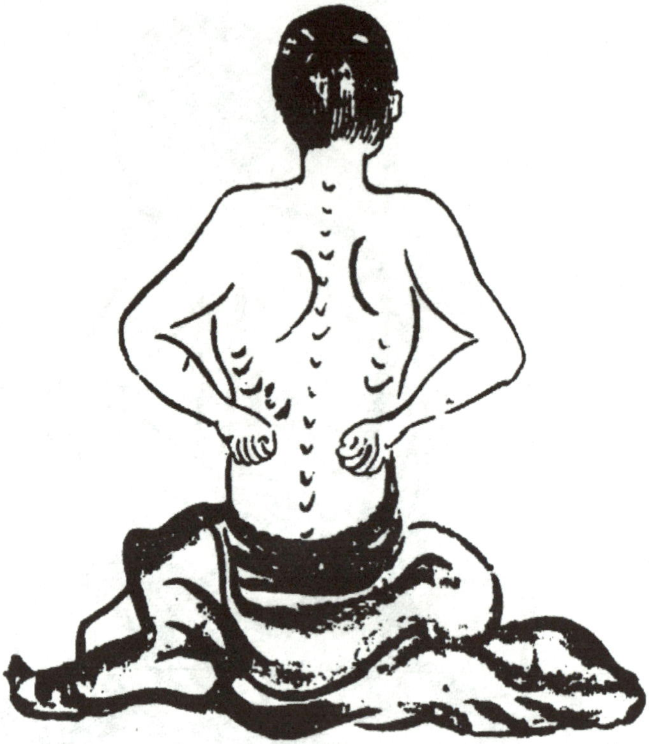

[그림 6]

雙關轆轤	쌍관(양 어깨) 돌리기를
三十六	36번 한다

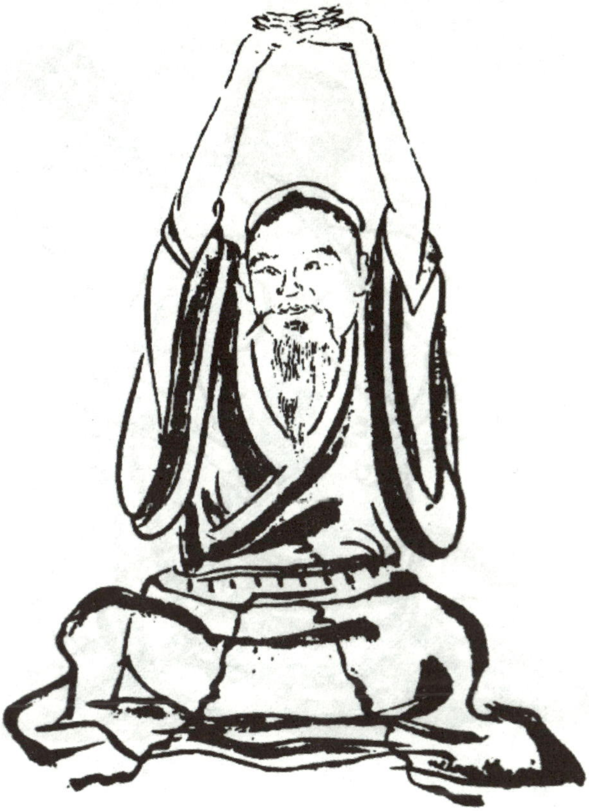

[그림 7]

兩手相搓當呵	두 손을 〔뜨겁게〕 비빈 다음 '커' 소리를 낸다
五呵後	〔이렇게〕 '커' 소리를 다섯 번 한 뒤에
叉手托天	깍지 낀 손을 허공에 뻗쳐 올렸다가
按頂各九次	정수리 누르기를 9번 한다
	《活人心》에 叉는 又로 되어 있음

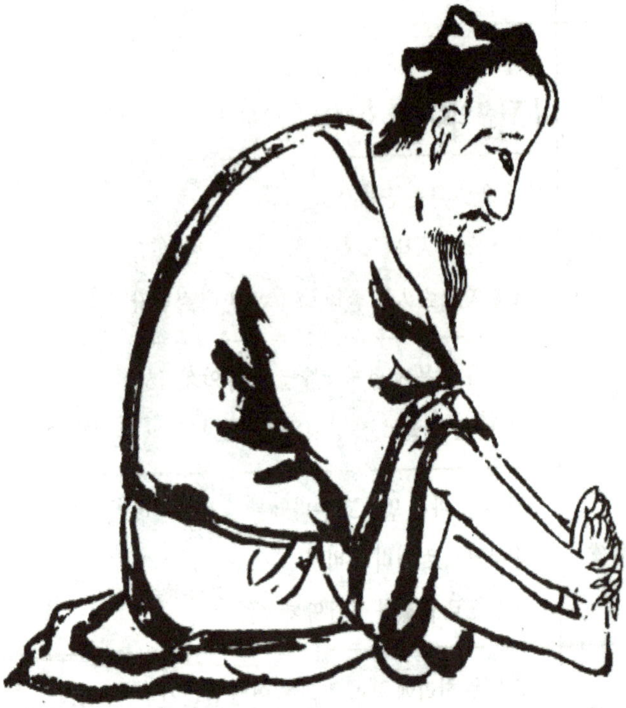

[그림 8]

以兩手如鉤	두 손으로 갈고리 모양을 한 다음
向前攀雙脚心	앞으로 굽혀 두 발바닥을 함께 잡기를
十二	열두 번 한다[발을 잡아 당겼다가 펴기]
再收足端坐	그리고 다리를 거두어 단정히 앉는다 [여기서 단좌라는 것은 이상과 같이 수련을 한 다음에 정좌靜坐의 수련으로 마음공부에 들어간다는 말이다]

[표 1] 위 도인법을 정리 요약한 것임[팔단 명칭은 편자가 정리]

팔 단	도인 심동작心動作(몸의 동작과 마음이 하나로 됨)	수행 회수
입도문 入道門	◇ 폐목명심좌[실눈 감고 명심冥心 자세로 앉는다] ◇ 악고정사신[주먹을 꽉 쥐고 마음을 고요히 한다]	잠시
1 고치격천고 叩齒擊天鼓	◇ 아래윗니 마주치면서 정신을 모으기 ◇ 두 손으로 귀를 감싸고 천고天鼓(뒤통수) 두드리기	36 24
2 수파감천주 手擺搖天柱	한 손으로 다른 손목 대능혈大陵穴 잡고 ◇ 왼쪽으로 천주天柱(고개) 돌리기[팔은 반대로 나감] ◇ 오른쪽으로 천주 돌리기[팔은 반대로 나감]	24 24
3 용교수연진 龍攪漱嚥津	◇ 혀끝을 잇몸에 닿게 좌우로 돌려 양치질하기 ◇ 두 팔 높이 들고 침을 세 모금으로 나누어 삼키기	36 3
4 수마배신당 手摩背腎堂	◇ 코로 숨 마셔 멈추고 손바닥을 뜨겁게 비비기 ◇ 손바닥으로 허리 비비기 ◇ 마음으로 열기를 하단전下丹田에 모으기	여러번 36 잠시
5 단관녹로전 單關轆轤轉	◇ 손등을 허리에 붙이고 왼쪽 어깨 돌리기 ◇ 손등을 허리에 붙이고 오른쪽 어깨 돌리기	36 36
6 쌍관녹로전 雙關轆轤轉	◇ 양손 등을 허리에 붙이고 양쪽 어깨를 함께 돌리기 ◇ 코로 숨을 마셔 단전에 열기를 모으기 ◇ 잠시 숨을 멈추고 입정入靜하기	36 잠시 잠시
7 차수탁허천 叉手托虛天	◇ 두 손을 비비며 〈커〉 소리내기 ◇ 두 손으로 허공을 밀어 올렸다가 정수리 누르기	5 9
8 반쌍각족심 攀雙脚足心	◇ 두 손으로 발바닥 잡고 다리를 잡아당겼다가 펴기	12
입정문 立靜門	◇ 폐목명심좌[실눈 감고 명심冥心 자세로 앉는다] ◇ 고요고요하고 또렷또렷하게[적적성성寂寂惺惺] 정좌	시간은 자유

참고 : 도인법의 수행修行 전후 또는 수행 중간 중간에 요가, 단전호흡 또는 선체조禪體操 등에 서 실시하는 동작을 보조동작으로 하여 함께 수행하는 것도 좋을 것임

8 소리에 신비한 힘이 있다

사람의 목소리에 신비한 힘이 있다. 여섯 가지 소리가 오장 육부를 치료하는 좋은 비법이다. 소리는 대기내大氣內에서 진동을 일으키고 진동은 에너지가 된다. 또 음성은 활동을 나타내고 활동은 힘이 된다. 그러므로 사람의 목소리도 건강과 깊은 관계가 있다고 할 것이다.

거병연수육자결去病延壽六字訣

사람마다 목소리가 다르다. 이것은 육체적인 조건과 심리 상태가 사람마다 각기 다르기 때문이다. 그러나 같은 사람이라도 즐거울 때 내는 목소리와 화가 날 때의 목소리는 그때마다 다르게 나타난다. 인간의 심리 상태가 신체에 즉각적인 영향을 주기 때문일 것이다.

따라서 역逆으로 어떤 목소리를 인위적으로 만들어 내면 거기에 상응하는 장부의 기능을 돋운다는 것이다. 여기서 말하고 있는 목소리는 한자漢字로 표기된 "噓 呬 呵 吹 呼 嘻嘻"의 6 가지다. 그러나 여기에는 의학적으로 임상적臨床的인 연구가 더 필요할 것이다.

거병연수육자결 去病延壽六字訣 병을 없애고 수명을 연장하는 여섯 가지 신비한 소리

延 끌연 壽 오래살수 訣 비결결

【去病】 병을 제거한다 【延壽】 수명을 끌어 오래 산다 【六字訣】 여섯 글자로 된 비결. 사람이 여러 가지 소리를 내면 특정한 장기臟器의 기능을 도와 연관된 효과를 준다는 도교 계통의 호흡법이 육자결의 내용이다. 중국 남조 시대에 도홍경陶弘景(456~536)이란 도사道士는 그가 지은 《양성연명록養性延命錄》이란 책에서 "육자결六字訣"이란 말을 처음 썼다. 도홍경은 한의학의 체계화에 큰 공이 있었고 만권이나 되는 책을 읽었다고 한다. [《活人心》에는 육자법六字法으로 되어 있다]

8-1 去病延壽六字訣 [其法 以口 吐 鼻 取]

거병연수육자결 [기법은 이구로 토하고 비 취하니라]

병을 물리치고 수명을 연장하는 여섯 글자로 된 비결이 있다 [그 방법은 입으로 숨을 토하고 코로 들어 마신다].

延 이끌연 壽 목숨수 訣 비결결

【去病延壽】 질병을 제거하고 수명을 연장한다 【六字訣】 6글자로된 신비한 방법 【以口吐】 입으로 숨을 내 쉰다 鼻取】 코로 들어 마신다.

8-2 總訣 총결

비결의 총설은 다음과 같다.

總 다총

【總訣】 비결의 총설

肝若噓時目爭精
간약허시목쟁정　간에 만약 병이 있어 '噓〔휴〕' 소리를 내면 눈에 정기가 모인다.

肺知呬氣手雙擎
폐지희기수쌍경　폐가 나쁘다는 것을 알면 '呬〔쓰〕'소리를 내면서 두 손을 번쩍 올려든다.

心呵頂上連叉手
심가정상연차수　심장에 병이 있어 '呵〔훠〕'할 때는 정수리 위에 깍지 낀 손을 얹는다.

腎吹抱取膝頭平
신취포취슬두평　신장에 병이 있어 '吹〔취〕'할 때는 무릎을 평평하게 하고 끌어안는다.

脾病呼時須撮口
비병호시수촬구　비장에 병이 있어 '呼〔후〕'할 때는 입을 오므려야 한다. (따라서 '呼'할 때는 자연 소리가 별로 나지 않는다)

三焦客熱臥嘻嘻

삼초객열와희희 삼초에 객열客熱이 있으면 누워서 '嘻嘻[히히]'한다

肝 간간 噓 숨내불허 爭 다툴쟁 精 깨끗할정 肺 허파폐 知 병나을지 呬 숨쉴희 擎 들경 呵 숨내쉴가 頂 정수리정 叉 깍지낄차 腎 콩팥신 吹 불취 抱 안을포 膝 무릎슬 脾 지라비 呼 숨내쉴호 須 모름지기수 撮 모을촬 焦 그을릴초 嘻 웃을희

【肝若】 간에 만약 병이 있으면 【噓時】 '噓'소리를 내면. 사전에 噓는 '허'이다. 그러나 여기서는 '휴'로 발음한다. 코로 숨을 크게 들어 마신다음 '휴-'라고 길게 소리를 내면서 입으로 공기를 토해낸다 【目爭精】 눈에 정기가 모인다 【肺知】 폐병이 낫는다 【呬氣】 '呬'소리를 내면서 숨을 내뿜는다. 呬는 사전에 '희'로 되어 있으나 여기서는 '쓰'라고 길게 소리를 내면서 숨을 내뿜는다 【手雙擎】 두 손을 번쩍 올려든다 【心呵】 심장에 병이 있어 '呵'할 때. 呵는 사전에 '가'로 되어 있으나 여기서는 '훠'라고 길게 소리를 낸다 【頂上】 정수리 위에 【連叉手】 깍지 낀 손을 얹는다 【腎吹】 신장에 병이 있어 '吹'할 때는 '취'라고 소리를 낸다 【抱取膝頭平】 무릎을 평평하게 한 다음 끌어안는다 【脾病】 비장에 병이 있어 【呼時】 '呼'할 때는. 呼는 사전에 '호'로 되어 있으나 여기서는 '후'라고 길게 숨을 내쉬면서 소리는 내지 않는다 【須撮口】 입을 오므려야 한다 【客熱】 객증客症(다른 병이 일어남에 따라 발생하는 열)으로 인하여 나는 신열身熱 【三焦客熱】 삼초에 객열이 있을 때 【臥嘻嘻】 누워서 '히히'한다.

[참고] 여섯 가지 소리에 대해 우리 한자음 발음과 중국 발음은 동일하지 않으므로 현재 어떤 소리를 내어야 하는지는 알 수 없고 임상실험과 같은 의학적인 연구 결과에 따를 수밖에 없을 것이다. 다만 일상생활에서 피로할

때 한숨 소리를 낸다든가 어린아이에게 소변을 보이게 할 때 '쉬'소리를 한다던가 하는 것을 생각해 보면 소리와 우리 몸의 장기와 어떤 관계가 있을 것이 아닌가 하는 생각이 있다. 다만 여기서는 퇴계 선생 유묵에 표시된 것에 따른 것이다.

[참고] 거병연수육자결에 대한 동작 방법은 《活人心方》에는 없고 필자가 개발한 것임.

[육자결의 기본 자세]

바로 서서 손바닥을 위로 향하게 하고
팔꿈치를 옆구리에 대고
두 팔을 앞으로 편다.

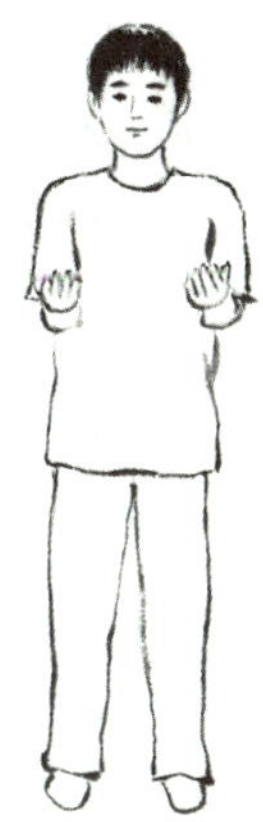

8-3 吹腎氣 취신기

'취' 소리는 신장의 기를 돋운다.

腎爲水病主生門

신위수병주생문 신장에 병이 드는 것을 수병水病이라 하는데 신장은 생문[생식기]을 주관한다.

有疾厄羸氣色昏

유질액리기색혼 신장에 병액이 들면 몸이 여위고 낯과 피부에 어두운 기색이 감돈다.

眉蹙耳鳴兼黑瘦

미축이명겸흑수 눈썹이 오그라들고 귀가 울리고 피부가 검고 파리해진다.

吹之邪妄立逃奔

취지사망입도분 '취' 소리를 내면 사망邪妄한 병이 즉시 달아나 도망간다.

吹 불취 厄 액액 羸 여윌리 眉 눈썹미 蹙 오그라들축 鳴 울명 兼 겸할겸 黑 검을흑 瘦 파리할수 邪 간사할사 妄 허망할망 立 곧(즉시)입 逃 달아날도 奔 달릴분

【腎爲水病】 신장의 병은 수병이다 【主生門】 생문[생식기]을 주관한다 【有疾厄羸】 병액이 들면 몸이 여윈다 【氣色昏】 낯과 피부에 어두운 기운이 감돈다 【眉蹙】 눈썹이 오그라든다 【耳鳴】 귀가 울린다 【黑瘦】 피부가 검고 파리해진다 【吹之】 '취' 소리를 내면 【邪妄】 사망한 병. 인체의 정상적인 활동인 음양의 조화, 기혈의 생화生化, 영기榮氣와 위기衛氣[5-16 참조]의 운행 등은 병균을 저항하고 방어하는 능력을 가지고 있는데 이것을 정기正氣라한다. 정기에 상대되는 것을 사기邪氣 또는 간단히 사邪라한다. 정기 보다 사邪가 더 강하면 병이 발생한다 【立逃奔】 즉시 달아나 도망간다.

[8-3의 동작1]

기본자세에서 두 손을
등 뒤로 옮기면서
숨을 내쉰다.

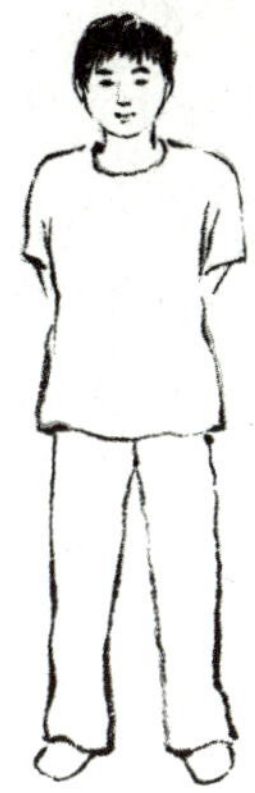

[8-3의 동작2]

앞 동작에 이어 두 손을
등 뒤에 붙인 상태에서
숨을 신장 안으로 들어
마시기 시작한다.

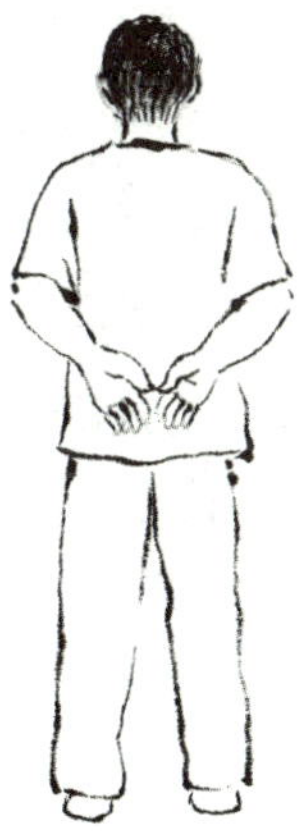

[8-3의 동작3]

앞 동작에 이어 두 팔을
올리면서 계속 숨을
신장 안으로 들어 마신다.

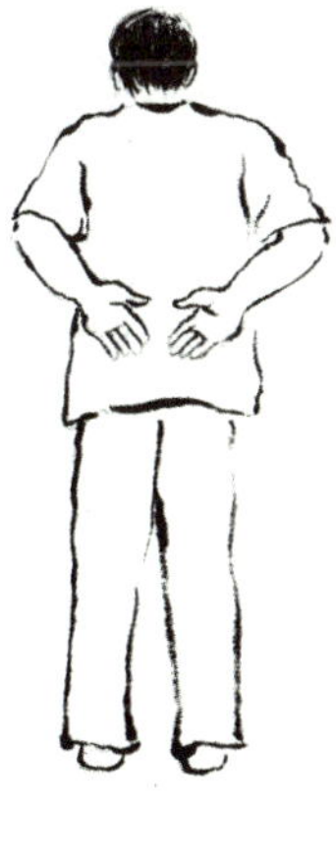

[8-3의 동작4]
앞 동작에 이어 두 손을 앞으로 합장할 때까지 숨을 계속 신장 안으로 들어 마신다.

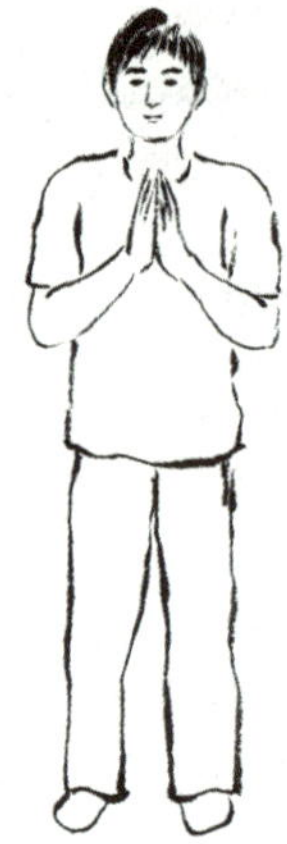

[8-3의 동작5]
앞 동작에 이어 두 팔을 머리 위로 올릴 때까지 계속 숨을 신장 안으로 들어 마신다. 그리고 숨을 멈추고 신장 안의 기[공기]를 5번 마음으로 돌린다.

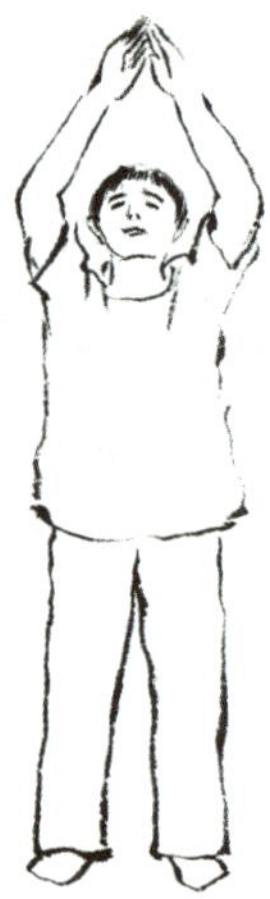

[8-3의 동작6]
앞 동작에 이어 두 팔을 떼어 옆으로 벌리면서 '취'하는 소리를 내는 것과 동시에 숨을 내쉬면서 기본자세로 돌아온다.

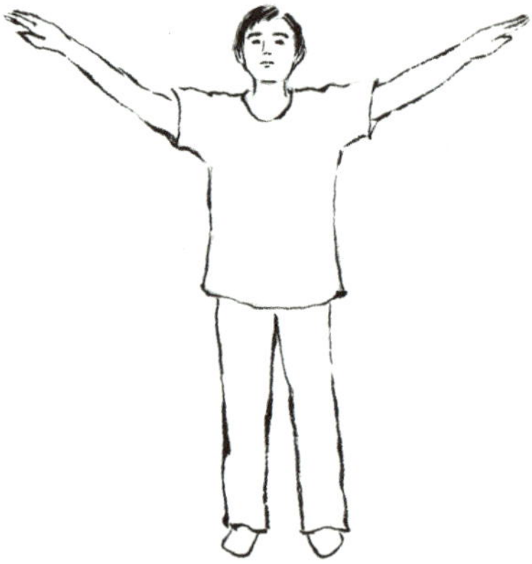

8-4 呵心氣 가심기

'훠' 소리는 심기를 돋운다.

心源煩燥急須呵
심원번조급수가 심기가 번잡하고 초조해지면 급히 '훠' 소리를 내어야 한다.

此法通神更莫過
차법통신갱막과 이 법은 신통하며 다시 이 보다 더 나은 치료법은 없다.

喉内口瘡兼熱痛
후내구창겸열통 목구멍과 입안에 부스럼이 나고 겸하여 열이 나고 아프면,

依之日下便安和
의지일하편안화 법에 따라 실천하면 바로 편안하게 된다.

呵 숨내쉴가 煩 괴로워할번 燥 마를조 須 모름지기수 更 다시갱 過 지날과 喉 목구멍후 瘡 부스럼창 依 따를의 便 곧편

【心源】 마음. 원源은 마음이 만법萬法의 근원이라는 뜻 【煩燥】 번잡하고 초조하다 【急須呵】 급히 '훠'소리를 내어야 한다 【通神】 신통하다 【更莫過】 다시 이 보다 더 나은 것은 없다 【喉內口瘡】 목구멍과 입안에 부스럼이 난다 【兼熱痛】 겸하여 열이 나고 아프다 【依之】 이것을 따라 하면 【日下】 해가 뜨는 아래라는 뜻이나 여기서는 '바로'라는 뜻 【便安和】 곧 편안하다.

[8-4의 동작1]
기본자세에서
두 손을 머리 위로 올려
깍지 낄 때까지 숨을 내쉰다.

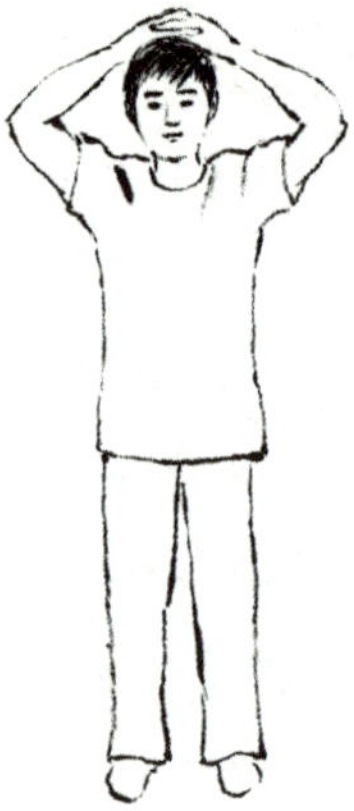

[8-4의 동작2]
앞 동작에 이어
깍지 낀 두 팔을 위로
올리면서 숨을 심장 안으로
충분히 들이쉰 다음, 숨을 멈추고
기[공기]를 심장에서 5번
마음으로 돌린다.

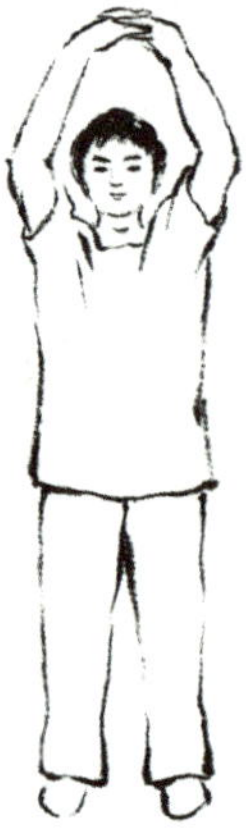

[8-4의 동작3]
앞 동작에 이어
올렸던 팔을 머리 뒤로
내리면서 '훠' 소리를 내는
것과 동시에 두 팔이
기본자세로 돌아온다.

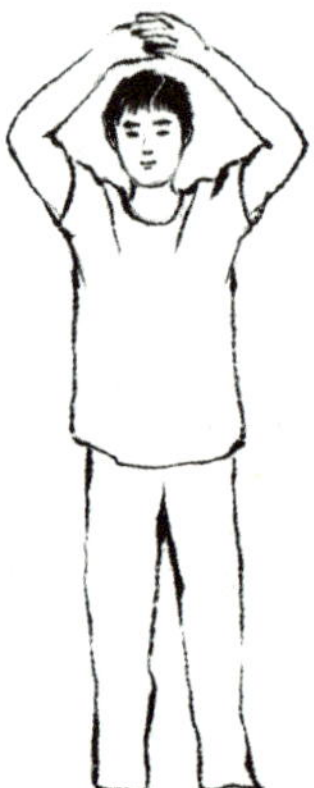

8-5 嘘肝氣

허간기

'휴' 소리를 내면 간의 기를 돋운다.

肝主龍塗位號心

간주용도위호심 간은 영양 공급로를 주관하며 심장을 지휘하는 자리에 있다.

病來還覺好酸辛

병래환각호산신 간에 병이 들면 도리어 시고 매운 맛을 좋아한다.

眼中赤色兼多淚

안중적색겸다루 간에 병이 들면 눈알은 빨개지고 겸하여 눈물이 많이 난다.

嘘之病去立如神

허지병거입여신 '휴'라고 소리를 내면 병이 바로 신통하게 제거된다.

嘘 풀허 肝 간간 塗 길도 號 영(命令)호 還 도리어환 覺 느낄각 酸 초산 辛 매울신 淚 눈물루

【龍塗】 '용이 다니는 길'이란 영양 공급로를 말함 【位號心】 심장을 지휘하는 자리에 있다. [참고]퇴계 선생께서 심心은 운韻이 맞지 아니함으로 틀린 것이 아닌가하고 주를 달았다〈심자공오운心字恐誤韻 불규역가견不叫亦可見〉. 칠언절구七言絶句의 운韻으로 보면 틀렸다. 그러나 간肝과

삼心장의 관계를 보면 「인체의 혈액은 비脾이에서 생화生化되고 간에 저장 되며, 심心을 통해서 전신全身으로 운행함으로, 생리상 간은 혈血을 갈무리하고 심은 이것을 운행시킨다(중의학, 신아사, 1998, 127쪽)」고 되어 있다. 그러므로 여기서 간과 심장의 관계를 말한 것이라면 '간은 심을 지휘하는 자리에 있다'라고 할 수 있겠다. 【病來】 병이 들면 【還】 도리어 【覺好】 좋아함을 느낀다 【酸辛】 시고 매운맛 【眼中】 눈알 【赤色兼多淚】 빨개지고 겸하여 눈물이 많이 난다 【噓之】 '휴'라고 소리를 내면 【病去】 병이 제거된다 【立】 곧바로 【如神】 신통하게.

[8-5의 동작1]
기본자세에서
두 팔을 평행으로 벌리며
숨을 내쉰다.

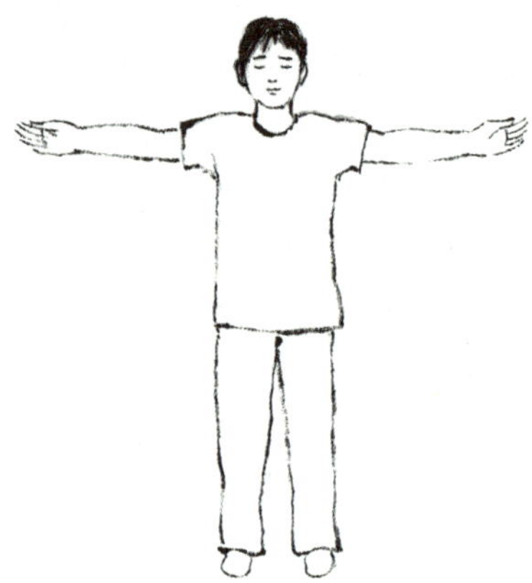

[8-5의 동작2]
앞 동작에 이어 두
팔을 머리 위로 모으면서
숨을 간으로 충분히 들이쉰다.
이 자세에서 숨을
멈추고 간에 들어간
기[공기]를 5번
마음으로 돌린다.

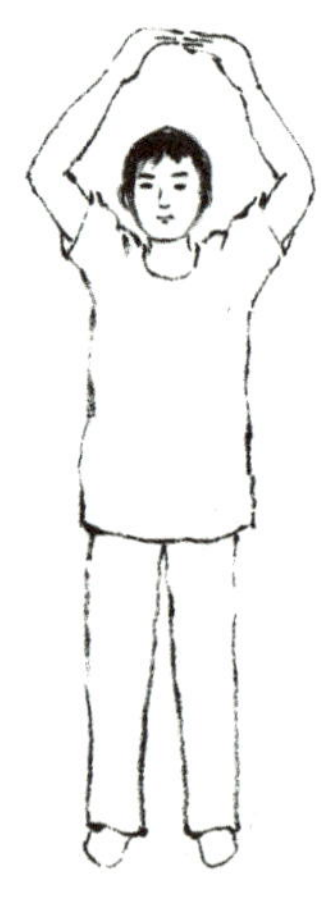

[8-5의 동작3]
앞 동작에 이어
두 팔을 좌우 옆으로 벌리면서 '휴'소리를
내는 것과 동시에
두 팔이 기본자세로 돌아온다.

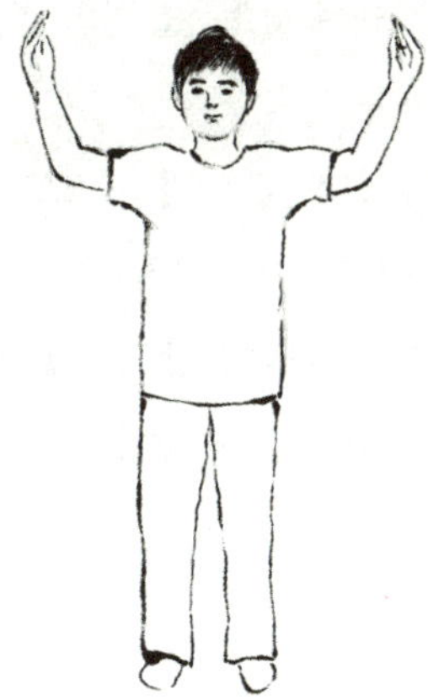

8-6 呬肺氣
희폐기

'쓰' 소리는 폐의 기를 돋운다.

呬呬數多作生涎
희희수다작생연 '쓰쓰'소리를 여러 번 내면 침이 생긴다.
胸膈煩滿上焦痰
흉격번만상초담 가슴이 답답하고 상초에 가래가 있어,
若有肺病急須呬
약유폐병급수희 만약 폐병에 걸렸으면 급히 '쓰' 소리를 내어야 한다.
用之日下自安然
용지일하자안연 이 법을 쓰면 바로 스스로 편안해진다

呬 숨쉴희 涎 침연 胸 가슴흉 膈 흉격격 焦 그을릴초 痰 가래담

【呬呬數多】 '쓰쓰'소리를 여러 번 낸다 【作生涎】 침이 생긴다 【胸膈】 가슴 【煩滿】 답답하다 【上焦痰】 상초에 가래가 있다 【若有肺病】 만약 폐병이 있으면 【急須呬】 급히 '쓰' 소리를 내야 한다 【用之】 이 법을 쓰면 【自安然】 스스로 편안해진다.

[8-6의 운동1]
기본자세에서
두 팔을 옆으로 크게
벌리면서 숨을 크게 내쉰다.

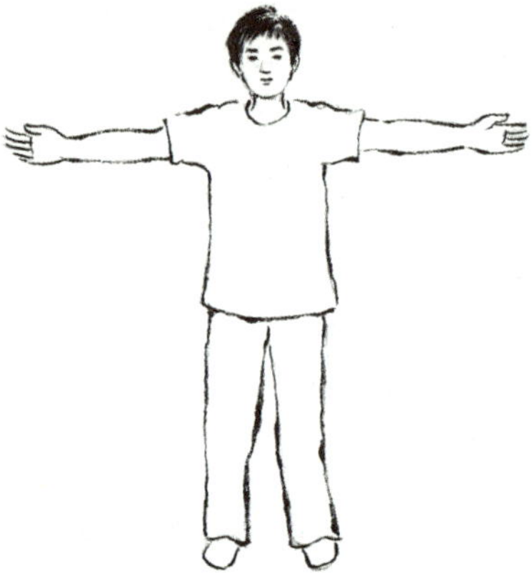

[8-6의 동작2]
앞 동작에 이어 벌린 두 팔을
가슴을 향해 모으면서
숨을 폐 안으로 안으로 들어 마신다.

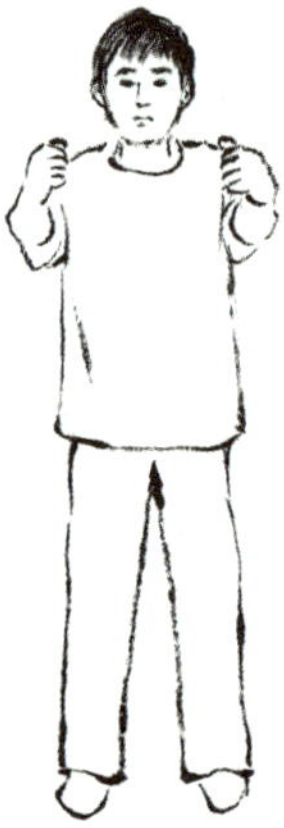

[8-6의 동작3]
앞 동작에 이어 두 팔을
오그리고 숨을 멈춘
상태에서 기[공기]를
폐에서 5번 마음으로 돌린다.

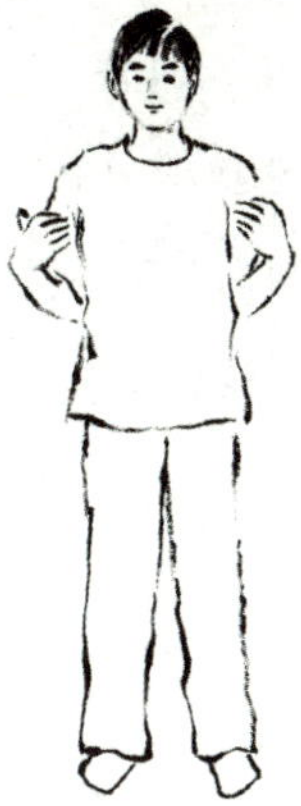

[8-6의 동작4]
앞 동작에 이어 두 팔은
위로 올리면서 '쓰'소리를 내는 것과 동시에
숨을 내쉬면서 두 팔을 위로
올리기 시작한다.

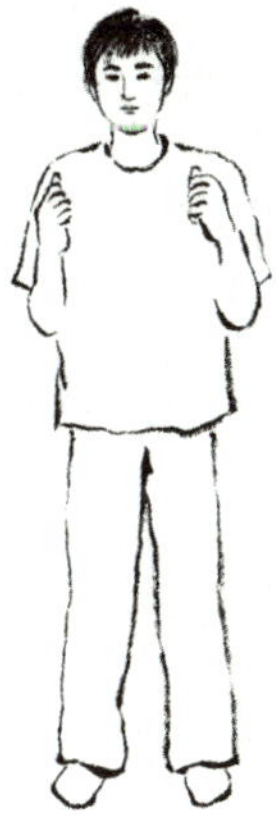

[8-6의 동작5]
앞 동작에 이어 두 팔을
위로 쭉 뻗쳐 올릴 때까지
계속 '쓰'하면서 숨을 내쉰다.

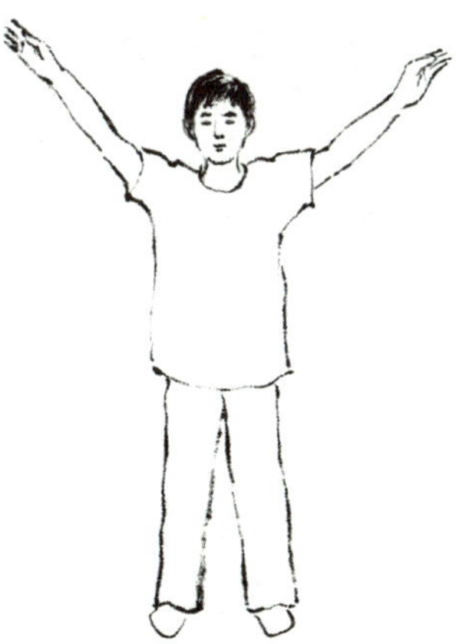

[8-6의 동작6]
앞 동작에 이어 두
팔을 옆으로 벌리고
기본자세로 돌아 올 때까지
계속 '쓰'하면서 숨을 내쉰다.

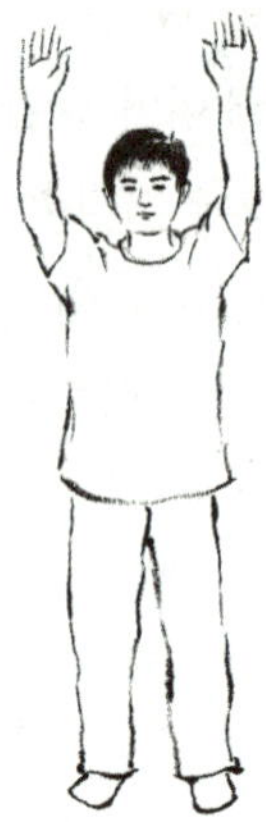

8-7 呼脾氣
호비기

'후' 소리를 내면 비장의 기를 돋운다.

脾病屬土號太倉
비병속토호태창 　비장 병은 토에 속함으로 태창이라고도 부른다.

有痰難教盡擇方
유담난교진택방 　가래가 있게 되면 그 치료법을 택하여 제대로 가르쳐 주기 어렵다.

瀉痢腸鳴幷吐水
사리장명병토수 　설사 나고 배가 요동치고 겸하여 먹은 것을 토하면,

急調呼字次丹成
급조호자차단성 　급히 '후' 소리를 내어 단전에 기운이 머물도록 한다.

脾 지라비 屬 속할속 倉 곳집창 擇 가릴택 瀉 쏟을사 痢 설사리 腸 창자장 調 뽑힐조 次 머무를차

【脾病】 비장의 병은 【屬土】 토에 속한다 【號太倉】 태창이라 부른다. 태창은 커다란 창고라는 말이다. 비장과 위 소장 대장은 인체의 소화계통의 주요 장부다. 위胃를 태창이라고도 하는데 비脾장도 위와 밀접한 관계가 있으므로 비장도 태창이라 부를 수 있다는 의미다 【有痰】 만약 가래가 있게 되면 【難教】 가르쳐주기 어렵다 【盡擇方】 치료법을 제대로 다 선택하다 【瀉痢】 설사 【腸鳴】 창자가 울린다. 배가 요동친다 【并吐水】 겸하여 물을 토한다. 겸하여 먹은 것을 토한다 【急調呼字】 급히 '후'자를 뽑아라. 급히 '후'소리를 내라(이때 입을 오므리므로 소리는 별로 나지 않음) 【次丹成】 단전에 기가 머물도록 한다.

[8-7의 동작1]
기본자세에서
두 팔을 아래로 내리면서 숨을 내쉰다.

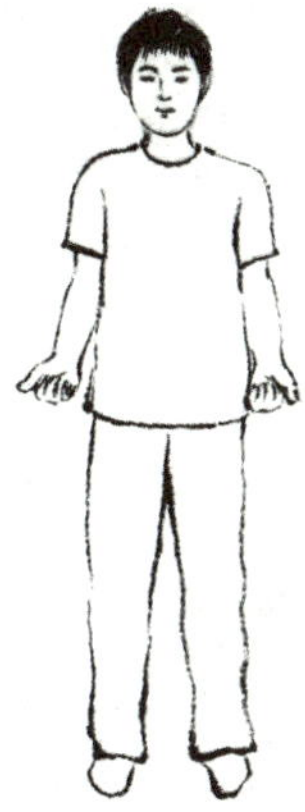

[8-7의 동작2]
앞 동작에 이어
내렸던 두 팔을 위로
올리면서 숨을
비장에 충분히 들이쉰다.
이 때 두 손바닥은 위로
향하게 하면서.

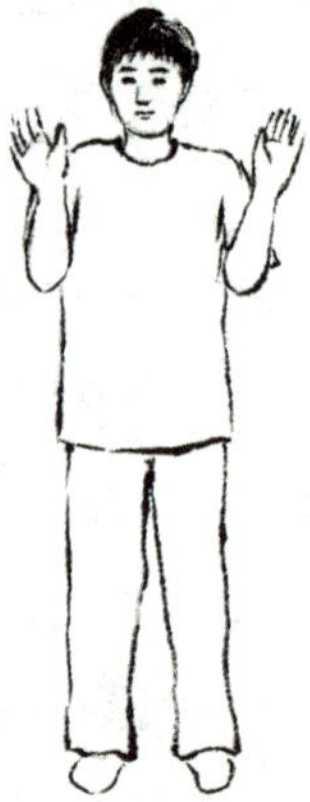

[8-7의 동작3]
앞 동작에 이어 두 손을 위로
번쩍 든 상태까지 숨을
비장에 들이쉰 다음 숨을
멈추고 비장의 기[공기]를
마음으로 5번 돌린다.

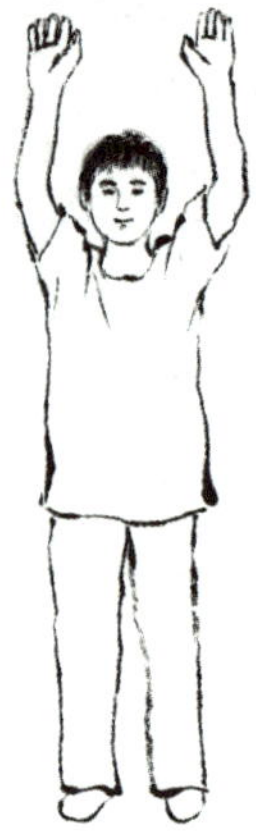

[8-7의 동작4]
앞 동작에 이어 올렸던
두 팔을 밑으로 내리면서
입 모양을 동그랗게 하면서 '후'
소리를 내는 것과 동시에
두 손바닥을 밑으로 보게 하여
기본자세로 돌아온다.

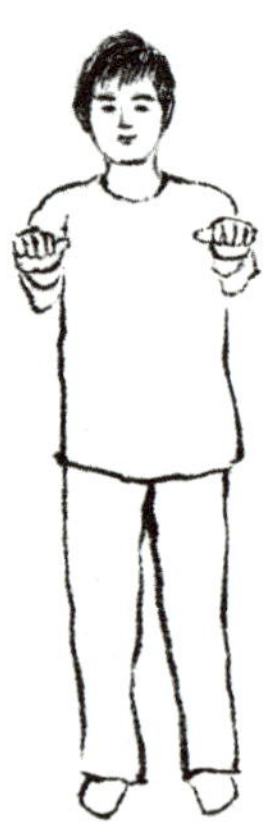

8-8 嘻三焦
희삼초

'히' 소리는 삼초를 돋운다.

三焦有病急須嘻
삼초유병급수희 삼초에 만약 병이 생기면 급히 '히'소리를 내야 한다.

古聖留言最上醫
고성유언최상의 옛 성인이 남기신 말씀이 최상의 의원이다.

若或通知去壅塞
약혹통지거옹색 만약 막힌 것을 뚫어 제거할 줄 알려거든,

不因此法更何如
불인차법갱하여 이법을 쓰지 않고 다시 어찌할 것인가.

嘻 웃을 희 留 머무를유 壅 막을옹 塞 막힐색

【三焦有病】 삼초에 만약 병이 생기면 【急須嘻】 급히 '히'소리를 내라 【古聖】 옛 성인 【留言】 남기신 말씀 【最上醫】 최상의 의원이다 【若或】 만약 혹 【通知～】 뚫어서 ～할 줄 안다 【去壅塞】 막힘을 제거한다 【不因此法】 이법에 따르지 않고 【更何如】 다시 어찌할 것인가. 《活人心》에는 又何如로 되어 있음.

[8-8의 동작1(상초)]
기본자세에서
두 손을 밑으로 내리면서
숨을 내쉰다.

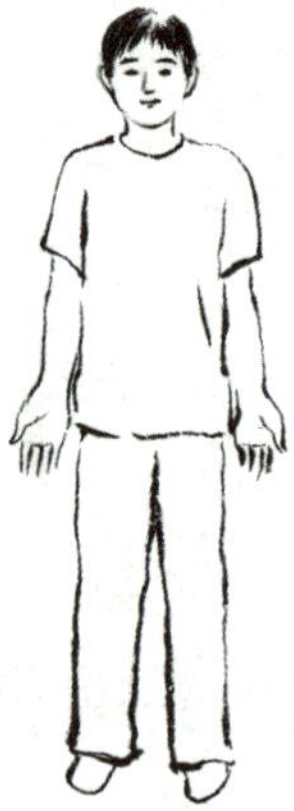

[8-8의 동작2(상초)]
앞 동작에 이어 두 팔을
위로 올리면서 숨을
상초 안으로 충분히 들이쉰다.

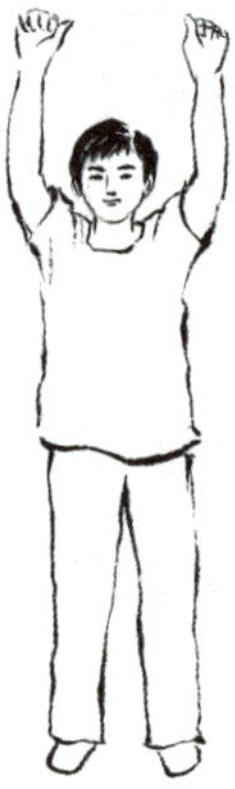

[8-8의 동작3(상초)]
앞 동작에 이어 두 팔을
번쩍 든 상태에서
고개를 약간 뒤로 젖히면서
숨을 멈추고 상초의
기[공기]를 5번 마음으로 돌린다.

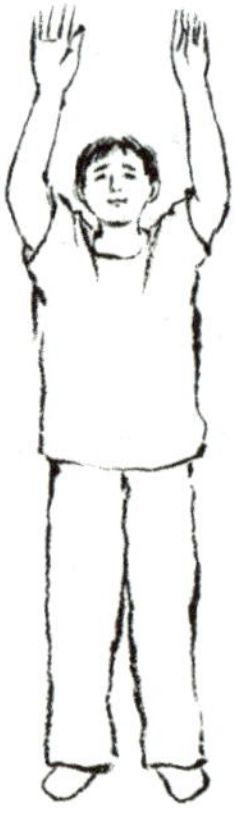

[8-8의 동작4(상초)]
앞 동작에 이어 두 팔을
천천히 아래로 내리면서
'히'소리를 내는 것과 동시에
숨을 내쉬어 기본자세로 돌아온다.

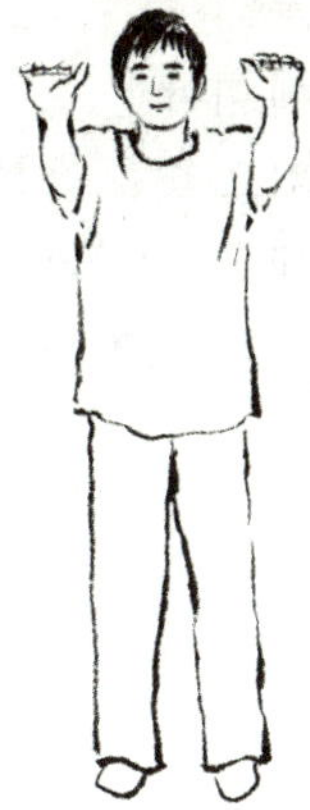

[8-8의 동작5(중초)]
기본자세에서 두 팔을 앞으로
내밀면서 숨을 내쉰다.

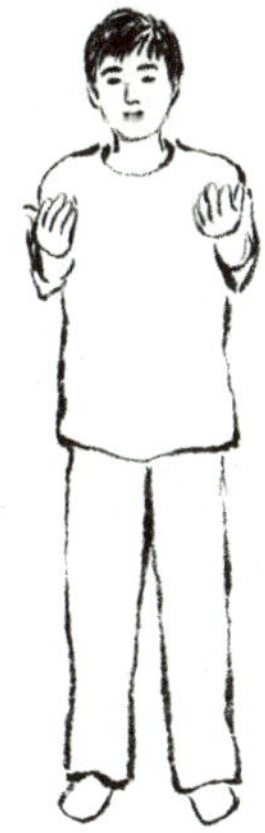

[8-8의 동작6(중초)]
앞 동작에 이어 두 팔을 가슴을 향해
당기면서 숨을 중초 안으로
충분히 들이쉰다.

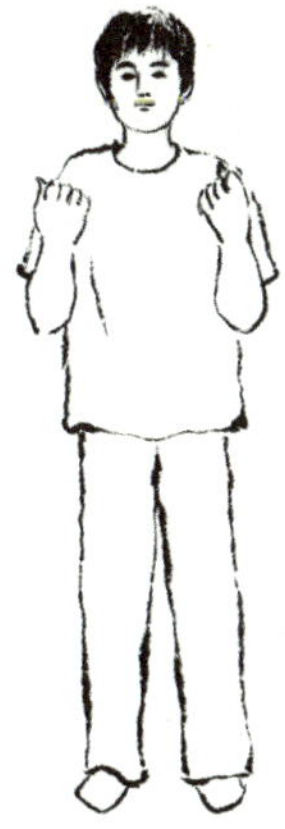

[8-8의 동작7(중초)]
앞 동작에 이어
주먹을 쥐고, 숨을 멈추고
중초 안에 든 기[공기]를
마음으로 5번 돌린다.

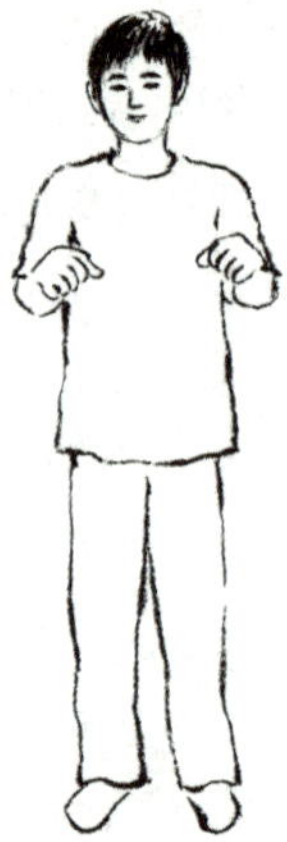

[8-8의 동작8(중초)]
앞 동작에 이어
두 손을 앞으로 밀어
내면서 '히' 소리를 내는
것과 동시에 숨을 내쉬면서
다시 기본자세로 돌아온다.
이때 손바닥은 밑을 향하게 한다.

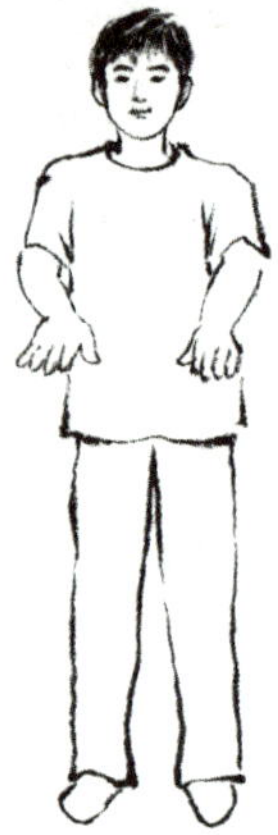

[8-8의 동작9(하초)]
기본자세에서 오른팔은 올리고
왼팔은 내리면서 숨을 내쉰다.

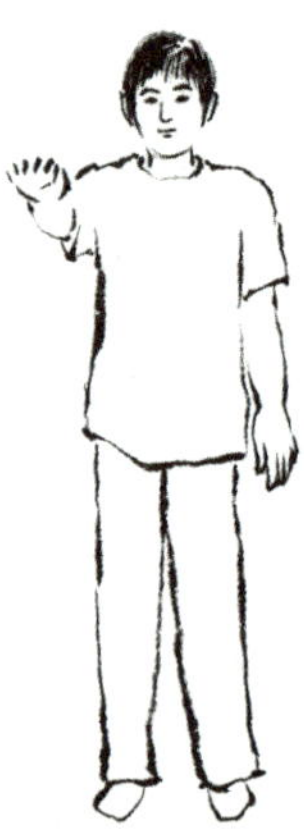

[8-8의 동작10(하초)]
오른팔을 완전히 올리고
왼팔을 완전히 내릴 때까지
숨을 계속 내쉰다.

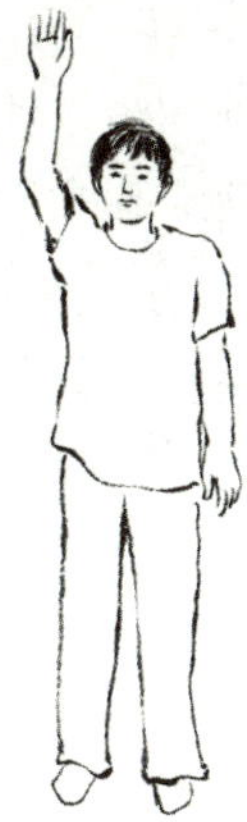

[8-8의 동작11(하초)]
앞 동작에 이어
오른팔은 올리고 왼팔은
내리면서 숨을 하초
안으로 충분히 들이쉰다.

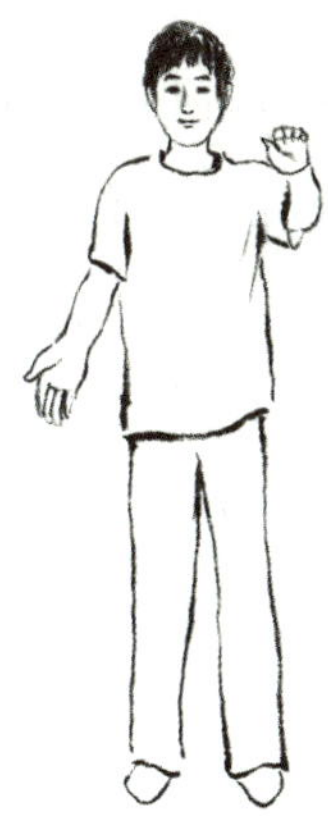

[8-8의 동작12(하초)]
오른팔은 올리고 왼팔은 완전히 올린
상태에서 숨을 멈추고 기[공기]를
마음으로 5번 돌린다.

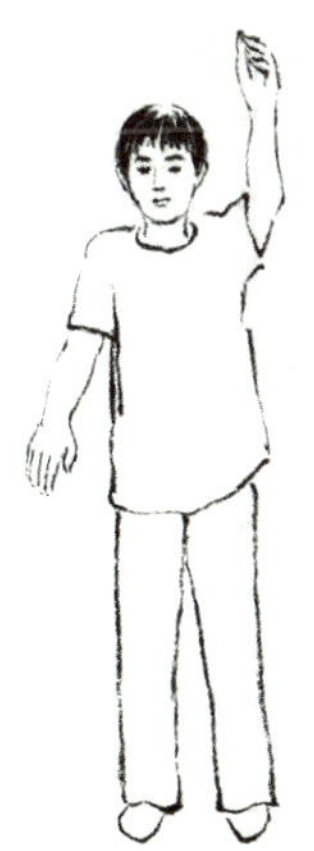

[8-8의 동작13(하초)]
앞 동작에 이어
팔을 반대로 올리고 내리고
하면서 '히' 소리를 내는 것과 동시에
숨을 내쉰다.

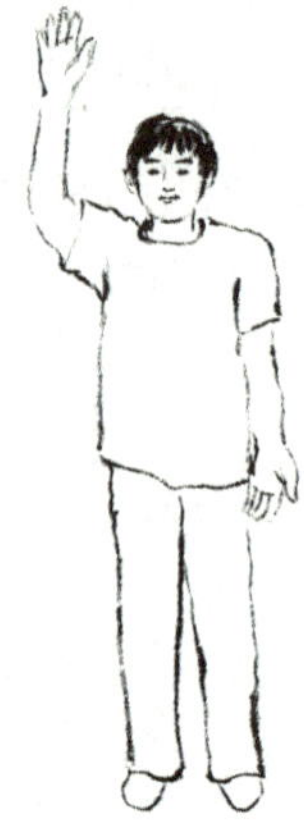

[8-8의 동작14(하초)]
앞 동작을 취한 뒤 두 팔을
아래로 내리고 바로 선다.

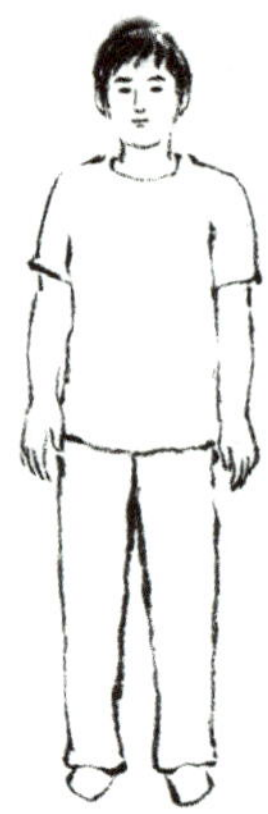

8-9 四季養生歌
사계양생가

네 계절에 부르는 양생가

春噓明目木扶肝

춘허명목목부간　봄에 '휴' 소리를 내면 눈이 밝아지며 목木기운이 간을 돕운다.

夏至呵心火自閑

하지가심화자한　여름에 이르러 '훠'소리를 내면 심心장의 화기火氣가 스스로 가라앉는다.

秋呬定收金肺潤

추희정수금폐윤　가을에 '스'소리를 내면 금金 기운을 거둬드려 폐를 윤택하게 한다.

腎吹唯要坎中安

신취유요감중안　신을 위해 '취' 소리를 내는 것은 겨울 동안에 편안하고자 함이다.

三焦嘻却除煩熱

삼초희각제번열　삼초를 위해 '히'소리를 내면 괴롭고 열나는 것을 물리쳐 없앤다.

四季長呼脾化飡

사계장호비화손　네 계절 동안 길게 '후' 소리를 내면 비장이 좋아져 소화가 잘 된다.

切忌出聲聞口耳

절기출성문구이　절대로 입에서 나는 소리가 귀에 들리지 않게 하라.

其功尤勝保神丹

기공우승보신단　이렇게 하면 효능은 보신단 보다 훨씬 우수하다

扶 도울부 潤 젖을윤 坎 구덩이감 却 물리칠각 飡 저녁밥손 切 중요로울절 忌 꺼릴기 尤 더욱우

【春噓】 봄에 '휴' 소리를 내면 【明目】 눈이 밝아진다 【木】 봄을 말함 【木扶肝】 木 기운이 간을 돋운다 【夏至呵】 여름에 이르러 '훠' 소리를 내면 【心火自閑】 심장의 화기火氣가 스스로 가라앉는다 【秋呬】 가을에 '쓰' 소리를 내면 【定收】 기운을 거둬드려 안정시킨다 【金】 가을을 말함 【金肺潤】 가을 기운이 폐를 윤택하게 한다 【腎吹】 신을 위해 '취' 소리를 낸다 【唯要】 오직 필요하다 【坎】 겨울을 말함 【坎中安】 겨울 동안에 편안하다 【三焦嘻】 삼초를 위해 '히' 소리를 내면 【却除】 물리쳐 없앤다 【煩熱】 괴롭고 열나는 것 【四季長呼】 네 계절 동안 늘 '후' 소리를 내면 【脾化飡】 비장의 기능이 좋아져 소화가 잘 된다 【切忌】 절대로 피해야 한다 【出聲】 소리를 낸다 【聞口耳】 입에서 나는 소리가 귀에 들리다 【切忌出聲聞口耳】 절대로 입에서 나는 소리가 귀에 들리게 않게 하라. 그런데 여기서 소리를 내지 말라는 것은 '후'의 경우에만 소리를 내지 말고 숨만 내쉬어야 한다(입을 오므리고 숨을 내 쉴 때 마음속으로 '후' 하면 자연히 소리가 나지 않는다)는 말이고 다른 「휴, 훠, 쓰, 취, 히」의 경우에는 물론 소리를 내면서 호흡해야 된다. [참고] 호흡법에서 가장 바람직한 것은 될 수 있는 대로 호흡을 깊게 〈심深〉 길게 〈장長〉 그리고 가늘게 〈細〉 하는 것이다. 이런 호흡은 자연히 호흡하는 소리가 자기 귀에도 들리지 않는다. 그리고 호흡은 기氣의 운용을 원활히 하는 것이므로 인간의 건강한 삶을 위해서는 무엇보다 중요한 일이다 【其功】 그 효능은 【尤勝】 보다 훨씬 우수하다 【保神丹】 보신단약.

9 운동으로 내장을 튼튼히 한다

우리의 오장 육부에는 잘 못된 생활 습관으로 나쁜 기운이 꽉 차 있기 일쑤다. 그러므로 몸을 골고루 움직이는 적절한 운동을 통해 이를 제거해야 병이 없다.

장부운동臟腑運動

생명이란 잠시도 쉬지 않는 운동이며 움직이고 있는 물체다. 우리 몸은 순간도 쉬지 않고 움직이고 있다. 그러므로 운동하지 않고 정지해 있다고 하는 것은 벌서 생명체가 그 기능을 상실하고 있다는 증거일 것이다. 몸을 골고루 움직여 주지 않으면 몸 안에 나쁜 기운이 쌓이게 되는데 이것을 사기邪氣라하며 발병의 원인으로 작용한다.

기氣의 병리적病理的 변화는 원기가 부족한 기허氣虛, 기의 정상적인 유통이 안되는 기체氣滯, 기의 유통이 거꾸로 되거나 역으로 흐르는 기역氣逆 또는 기함氣陷등이 있는데 오장 육부를 자극할 수 있는 운동을 통해 이런 비정상적인 기의 유통을 정상화해야 한다. 여기에서는 기氣의 유통을 정상화 시키는 운동을 설명하고 있다.

심心 심장 운동

9-1 可正坐　以兩手　作拳　用力左右互相築
가정좌하고 이양수로 작권하야 용역좌우호상축을
各六度
각육도하라

정좌하여 두 손으로 주먹을 쥐고 힘을 주어 좌우로 서로 쌓기를 각각 6번 한다.

拳 주먹권 築 쌓을축

【可正坐】 정좌한다 【作拳】 주먹을 쥔다 【用力】 힘을 준다 【互相築】 서로 쌓는다 【各六度】 [좌우로] 각각 6번

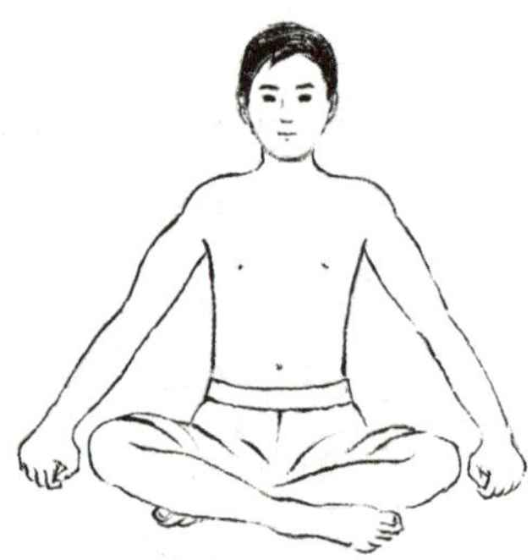

9-2 又可正坐　以一手　按腕上　一手　向下
우가정좌하야 이일수로 안완상하고 일수로 향하하야
拓空如重石
척공여중석하라

또 정좌하여 한 손으로 팔 위쪽을 누르고 한 손으로 아래를 향해 허공에 무거운 돌을 내던지듯이 확 뿌리친다.

按 누를안 腕 팔완 拓 밀칠탁

【以一手】 한 손으로 【按腕上】 팔 위쪽을 누른다 【一手向下】 한 손으로 아래를 향하여 【拓空】 허공에 확 뿌리친다 【如重石】 무거운 돌을 내던지듯이.

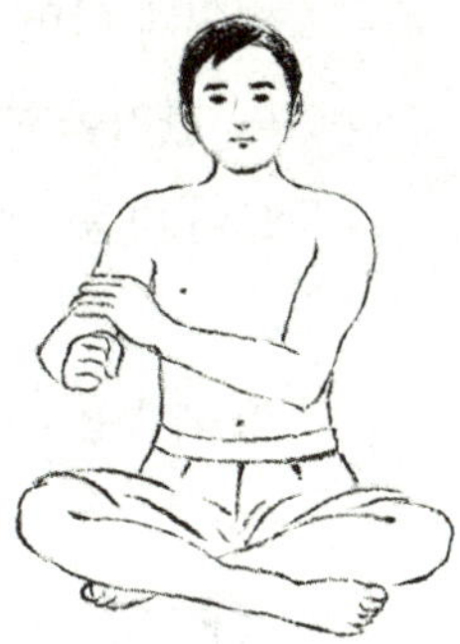

9-3 又以兩手 相叉 以脚 踏手 中 各五六度
우이양수로 상차하고 이각으로 답수 중을 각오육도하면

또 양손으로 깍지를 끼고 한 발로 손바닥을 밟기를 각각 다섯 번이나 여섯 번 한다.

脚 다리각 踏 밟을답

【又以兩手】 또 양손으로 【相叉】 서로 깍지 낀다 【以脚踏手中】 다리로 손바닥을 밟는다 【各五六度】 좌우로 각각 다섯 번이나 여섯 번.

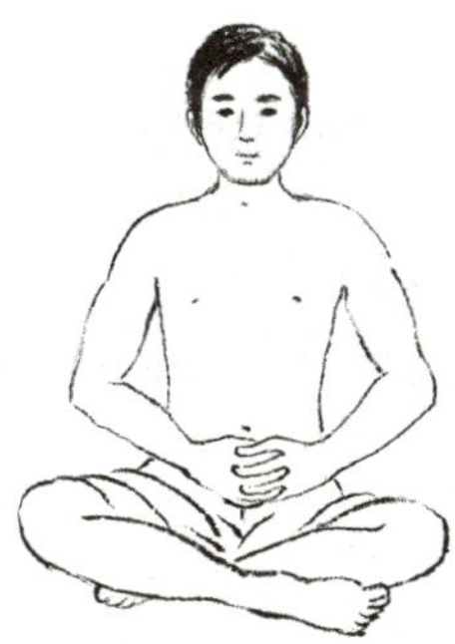

9-4 能去心胸間風邪 諸病 關氣 爲之良久
능거심흉간풍사 제병이니 관기를 위지양구에
閉目 三嚥三叩齒而止
폐목하고 삼연삼고치이지하니라

이렇게 하면 심장과 가슴 사이의 풍사風邪와 여러 가지 병을 제거할 수 있다. 관기를 한참 하고 난 후에 눈 감고, 세 번 침을 삼키고 세 번 이를 마주 두드린 다음 그친다.

胸 가슴흉 關 닫힐관 炁 1-2 참조 嚥 삼킬연 叩 두드릴고

【能去】 제거할 수 있다 【心胸間】 심장과 가슴 사이 【風邪】 자연계의 풍風이 일으키는 현상과 닮은 발병의 증후로써 변화가 빠르고 어지럽고 떨리는 것 같은 병기운을 풍사風邪라 한다 【諸病關氣】 여러 가지 병과 닫힌 기운(나쁜 기운) 【爲之】 그렇게 한다 【良久】 한참 【閉目】 눈을 감는다 【三嚥】 세 번 삼키다 【三 叩齒】 세 번 이를 마주 두드린다 【而止】 그렇게 한 다음 그친다.

간肝 간 운동

9-5 可正坐 以手 兩相重按脞下 徐緩身
가정좌하야 이수로 양상중안폐하하고 서완신을
左右各三五度
좌우각삼오도하라

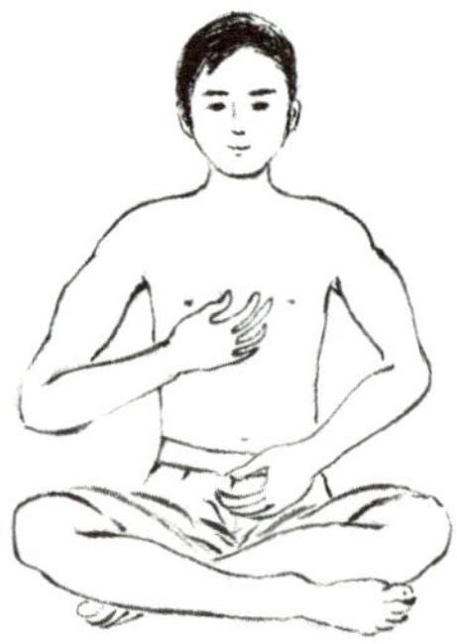

정좌해서 두 손으로 양쪽 다리를 무겁게 누르고 좌우로 몸을 천천히 펴기를 각각 세 번이나 다섯 번 한다.

重 겹칠중 脞 밥통폐 徐 천천히서 緩 부드러울완 拽 끌예

【重按髀下】 무겁게 양쪽 다리를 누른다 【徐緩身】 몸을 천천히 편다

9-6 又可正坐 兩手 拽相叉 飜覆向胸

우가정좌하야 양수로 예상차하고 번복향흉을

三五度

삼오도하라

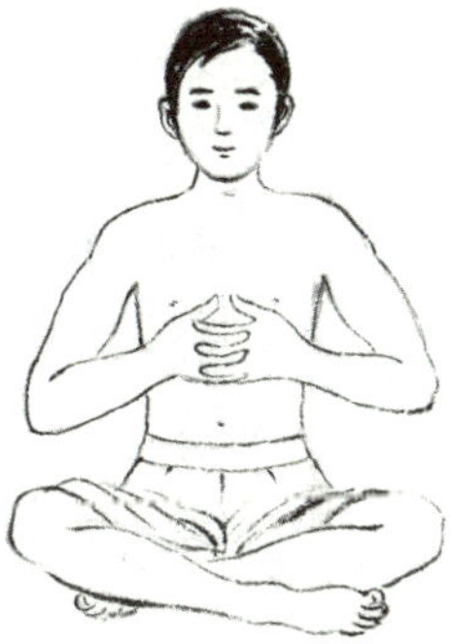

또 정좌해서 양손을 서로 깍지 끼고 끌면서 가슴을 향해 뒤집기를 세 번이나 다섯 번 한다.

飜 뒤집을번 覆 뒤집힐복 胸 가슴흉

【拽相叉】 서로 깍지 끼어 끈다 【飜覆向胸】 가슴을 향해 뒤집는다. 《活人心》에 번飜은 뒤칠번(翻)으로 되어 있음.

9-7 此能去肝家積聚風邪毒氣 餘 如上

차능거간가적취풍사독기니 여는 여상이니라

이렇게 하면 간 속에 쌓이고 모인 풍사風邪와 독기를 제거할 수 있다. 나머지 동작은 위와 같이 한다.

【肝家】 간속에 【積聚】 쌓이고 모인 【餘如上】 나머지 동작은 위와 같이 한다.

담膽 쓸개 운동

9-8 可平坐 令兩脚掌 昻頭 以兩手
가평좌하야 영양각장을 앙두하고 이양수로
挽脚腕起搖動 爲之三五度
만각완기요동을 위지삼오도하라

편하게 앉아서 두 발바닥을 위로 보이게 세우고 두 손으로 발목을 잡고 당기면서 일으켜서 흔들기를 세 번이나 다섯 번 한다.

脚 다리각 掌 손바닥장 昻 오를앙 挽 당길만 腕 팔완 搖 흔들릴요

【可平坐】 편하게 앉는다 【脚掌】 발바닥 【令兩脚掌昻頭】 두 발바닥을 위로 보이게 세운다 【以兩手】 두 손으로 【挽脚腕起】 발목을 잡고 당기면서 일으켜서 【搖動】 흔든다 【爲之】 그렇게 하기를

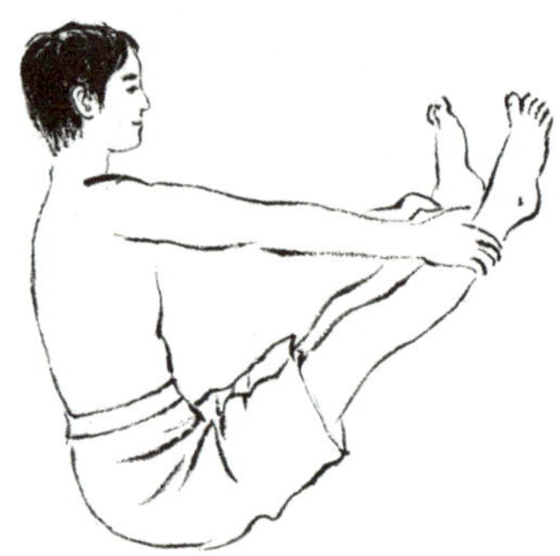

9-9 亦可大坐 以兩手 拓地擧身 努腰脊
역가대좌하야 이양수로 척지거신하고 노요척을
三五度 能去腎家之風邪毒氣
삼오도하면 능거신가지풍사독기니라

또 다리를 크게 뻗고 앉아서 두 손으로 땅을 짚고 몸을 일으켜 허리와 등에 힘을 주기를 세 번이나 다섯 번 한다. 이렇게 하면 신장에 있는 풍사風邪

와 독기를 제거할 수 있다.

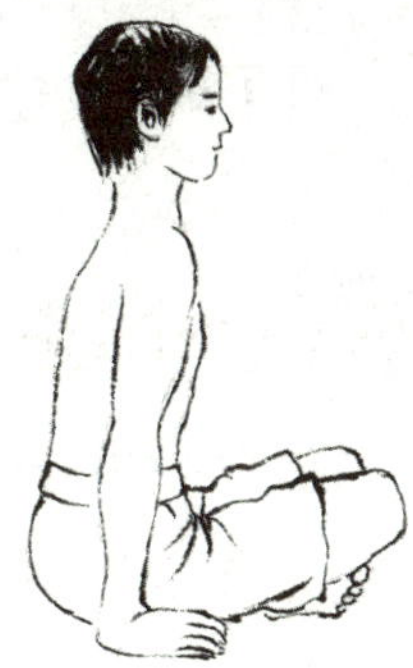

拓 밀칠탁 努 힘쓸노 腰 허리요 脊 등성마루척

【亦可大坐】 또한 다리를 크게 뻗고 앉는다 【拓地擧身】 땅을 짚고 몸을 일으킨다 【努腰脊】 허리와 등에 힘을 준다 【腎家之】 신장에 있는 【毒氣】 《活人心》에 독기毒氣는 독사毒邪로 되어 있음.

비脾 지라 운동

9-10 可大坐　伸一脚　屈一脚　以兩手
가대좌하야 신일각하고 굴일각하야 이양수로
向後反掣　各三五度
향후반체를 각삼오도하라

크게 앉아 다리 하나는 펴고 하나는 구부려 두 손을 뒤로 향해 반대로 젖치기를 세 번이나 다섯 번 한다.

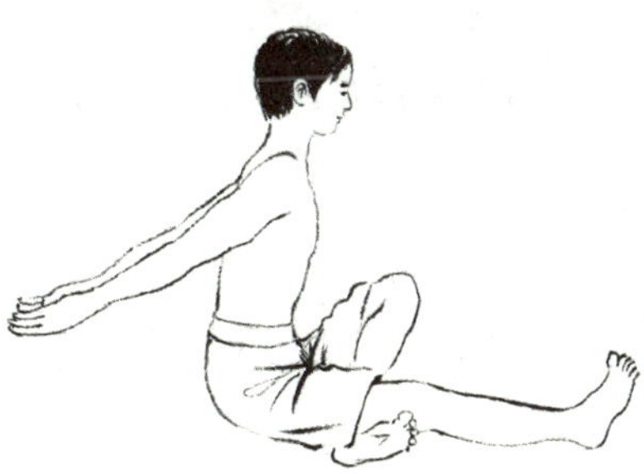

伸 펼신 脚 다리각 屈 굽을굴 掣 끌체(젖침)

【可大坐】 책상다리하고 앉는다 【伸一脚】 다리 하나를 편다 【屈一脚】 다리 하나를 굽힌다 【以兩手】 두 손으로 【向後反掣】 뒤를 행해 끈다 【各三五度】 각 세 다섯 번.

9-11 亦可跪坐 以兩手 拒地 回顧 用力虎視
역가궤좌하야 이양수로 거지하고 회고하며 용역호시를
各三五度 能去脾藏積聚風邪 喜食
각삼오도하면 능거비장적취풍사와 희식이니라

또 꿇어앉아 두 손으로 땅을 밀며 힘을 써 고개를 돌려 노려보기를 세 번이나 다섯 번 한다. 이렇게 하면 비장에 쌓이고 모여 있는 풍사風邪를 제거할 수 있고 식사를 잘하게 된다.

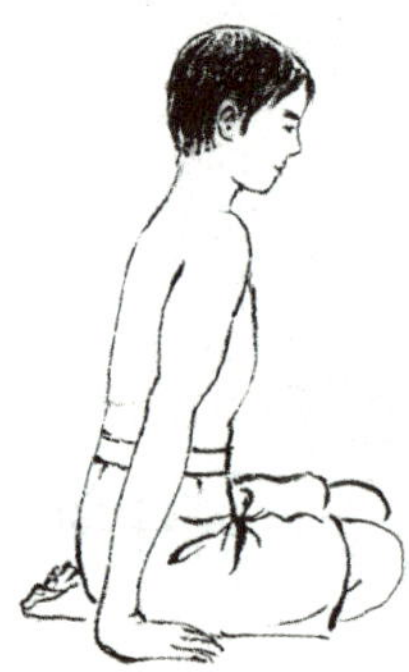

跪 궤꿇어앉을궤 拒 막을거 顧돌아볼고 脾 지라비

【亦可跪坐】 또 꿇어앉는다 【以兩手】 두 손으로 【拒地】 땅을 짚는다 【回顧】 고개를 돌린다 【虎視】 노려본다 【能去】 제거할 수 있다 【脾藏積聚】 비장에 쌓이고 모여 있는 【喜食】 식사를 잘한다.

폐肺 허파 운동

9-12 可正坐 以兩手 據地縮身 曲脊向上三擧
가정좌하야 이양수로 거지축신하고 곡척향상삼거하면

去肺家風邪積勞 亦可反拳 搥脊上
거폐가풍사적노하며 역가반권하고 추척상을
左右各三五度
좌우각삼오도하라

바르게 앉아 두 손으로 땅을 짚고 몸을 오므려 척추를 굽혔다가 위를 향해 세 번 든다. 이렇게 하면 폐에 있는 풍사와 쌓인 피로가 제거된다. 또한 주먹을 쥔 손등으로 등줄기를 좌우로 각 세 번이나 다섯 번 친다.

據 의거할거 縮 오그라들축 脊 등성마루척 擧 들거 反 뒤집을반 拳 주먹권 搥 칠추 脊 등척

【可正坐】 바르게 앉는다 【據地】 땅을 짚는다 【縮身】 몸을 오므린다 【曲脊】 척추를 굽힌다 【向上三擧】 위를 향해 세 번 든다. 《活人心》에 삼거三擧는 오거五擧로 되어 있음 【去肺家風邪積勞】 폐에 있는 풍사와 쌓인 피로가 제거된다 【反拳】 주먹 쥔 손을 뒤집는다. 즉, 주먹 쥔 손등으로 【搥脊上】 등줄기를 친다 【左右各三五度】 좌우로 각 세 번이나 다섯 번.

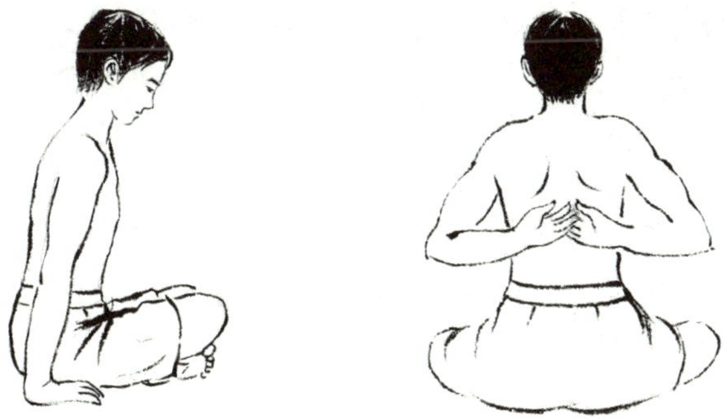

9-13 此法　去胸臆間風毒閑氣　爲之良久　閉目
차법은 거흉억간풍독한기니 위지양구애 폐목하고
嚥液　三叩齒　爲止
연액을 삼고치하고 위지하라

이 법은 가슴 사이의 풍독과 막힌 기운을 제거한다. 오래도록 이렇게 하고 눈을 감고 있다가 생겨 나온 침을 삼키고 세 번 이를 마주치고 그친다.

胸 가슴흉 臆 가슴억 嚥 삼킬연

【去胸臆間風毒閑氣】 가슴 사이의 풍독과 막힌 기운을 제거한다 【爲之】 그것을 하다 【良久】 오래도록 【閉目】 눈을 감는다 【嚥液】 침을 삼킨다 【三叩齒】 세 번 이를 마주친다 【爲止】 그친다.

신腎 신장 운동

9-14 可正坐　以兩手　上從耳左右引脇　三五度
가정좌하야 이양수로 상종이좌우인협을 삼오도가
亦可
역가니라

바르게 앉아 두 손으로 귀를 위로부터 쓰다듬으면서 팔꿈치가 옆구리에 닿도록 끌기를 세 번이나 다섯 번 하는 것이 좋다.

脇 옆구리협 引 끌인

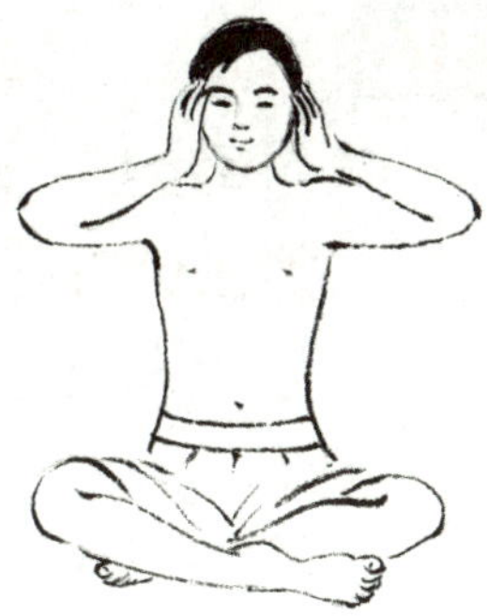

【可正坐】 바르게 앉음 【以兩手】 두 손으로 【上從耳左右引脇】 귀를 위로부터 쓰다듬으면서 팔꿈치가 갈비뼈에 닿도록 끈다 【三五度亦可】 세 번이나 다섯 번하는 것이 좋다.

9-15 及[當作反]手着凍 抛射左右 同緩身 三五度 亦可

급[당작반]수착동을 포사좌우하고 동완신을 삼오도가 역가니라

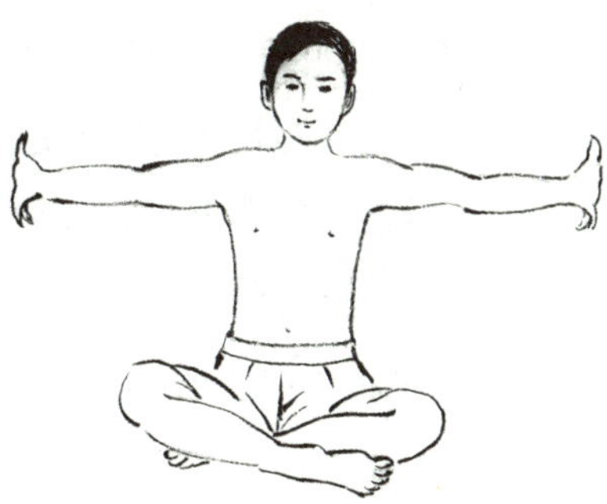

두 손등을 얼어붙듯이 붙였다가 좌우로 팔을 포물선 그리듯이 확 떼면서 동시에 몸을 이완시키기를 세 번이나 다섯 번 하는 것이 좋다.

着 붙을착 凍 얼동 抛 던질포 射 쏠사 緩 늘일완

【及當作反】 급及은 마땅히 반反으로 해야 한다(퇴계 선생 주注) 【反手着凍】 두 손등을 얼어붙듯이 딱 붙인다. 퇴계 선생께서 及은 反으로 해야 한다고 표시하고 있다 【抛射左右】 좌우로 팔을 포물선 그리듯이 확 뗀다 【同緩身】 동시에 몸을 늘인다.

9-16 以足　　前後踰左右各十數度
이족으로　전후유좌우각십수도하면
能去腰腎膀胱間風邪積聚　餘　如上法
능거요신방광간풍사적취니 여는 여상법이니라

또 발을 좌우로 넘기면서 앞뒤로 걸어가기를 각각 열 번씩 이상 하면 허리와 콩팥과 방광 사이에 쌓이고 모인 풍사가 제거된다. 그 나머지는 위와 같은 방법으로 하면 된다.

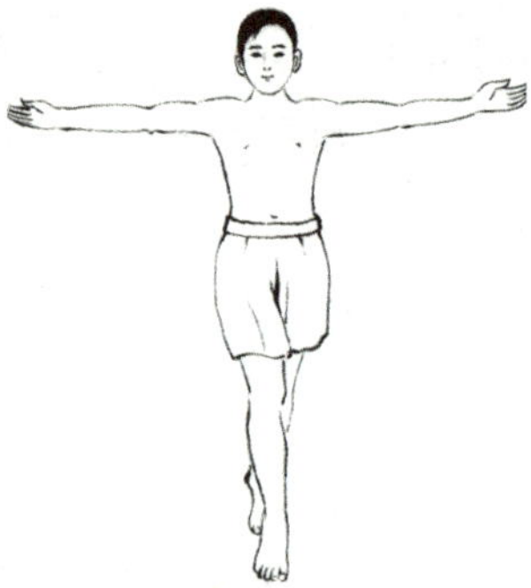

踰 넘을유 腰腎 허리요 膀 쌍배방 胱 오줌통광 積 쌓을적 聚 모일취 餘 남을여

【以足前後】 앞뒤로 걸어간다 【踰左右】 좌우로 넘는다 【各十數度】 각 열 번 이상 【能去】 제거할 수 있다 【腰腎膀胱間】 허리와 콩팥과 방광 사이 【積聚】 쌓이고 모이다 【餘】 그 나머지 [동작] 【如上法】 위와 같은 방법으로 한다.

10 침을 삼키면 오래 산다

매일 새벽에 일찍 일어나서 방에 향을 피우고 온도와 습도를 잘 조절해서 정신을 집중하여 아랫니와 윗니를 마주치는 고치叩齒부터 시작한다.

범욕수양凡欲修養

손을 뜨겁게 비벼 얼굴을 여러 번 쓰다듬는다. 입에 가득히 침이 생기면 그것을 삼키는 일을 게을리 하지 말아야 한다. 이것이 진인眞人의 일상 생활법이다.

우리 몸은 육칠십 퍼센트가 수분으로 되어 있기 때문에 타액(침)의 유통은 매우 중요하다. 침은 침샘에서 나오는데 일종의 소화 분비액으로서 회춘回春의 성분을 갖는 호르몬이 포함되어 있다고 한다.

예로부터 도가道家에서는 침을 만들어 삼키는 것을 매우 중요시했고 침이 잘 나오지 않으면 고치叩齒를 하거나 혀를 휘젓는 등 침을 많이 만들어 삼킨다고 했다. 침을 삼키는 것을 단전에 기를 환원한다고 하며 몸의 정기를 단련시킨다는 뜻에서 연정법鍊精法이라 한다.

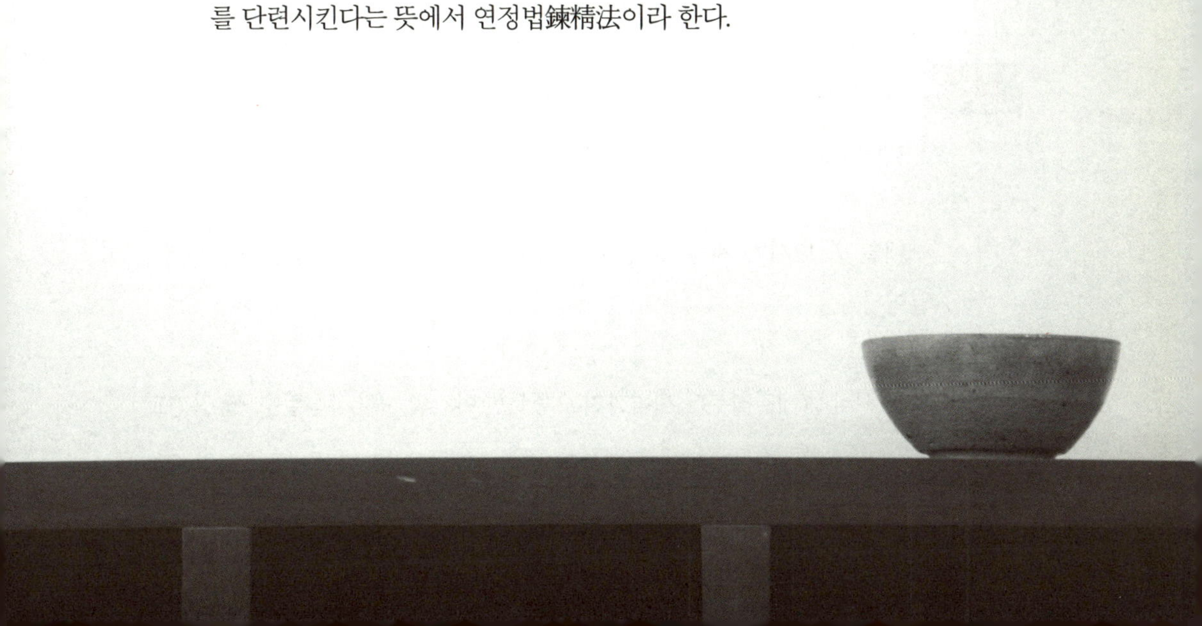

범욕수양凡欲修養 수양하는 방법

10-1 凡欲修養　須淨室焚香　順溫冷之宜
범욕수양에 수정실분향하고 순온냉지의하며
明燥濕之異
명조습지이니라

무릇 수양을 함에 있어서는 반드시 방을 깨끗이 하고 향을 피운다. 따뜻하고 차가움에 적절히 순응(조절)하고 건조하고 습기의 차이도 잘 알아서 무리가 없도록 해야 한다.

須모름지기수 淨 깨끗할정 焚 불사를분 順 좇을순 宜 옳을의 燥 마를조 濕 축축할습

【凡欲修養】 무릇 수양을 함에 있어서는 【須】 반드시 해야 한다 【淨室】 방을 깨끗이 한다 【焚香】 향을 피운다 【順溫冷之宜】 따뜻하고 차가움이 적절하도록 순응(조절)한다 【明燥濕之異】 건조하고 습기의 차이도 잘 알아서 무리가 없도록 해야 한다.

10-2 每夜半後　生氣時　或五更　睡覺
매야반후 생기시에 혹오갱에 수교하야

매일 밤 12시가 지난 후 생명의 기운이 솟아날 때나 혹은 4시에 잠에서 일어나,

更 시각경(해질녘부터 새벽까지 오등분한 야간의 시각) 睡 잘수 覺 잠깰교

【夜半】 밤 12시 【生氣時】 생명의 기운이 솟아날 때 【或五更】 혹은 오경(새벽 4시 경) 【睡覺】 잠에서 깬다.

10-3 先呵出腹內濁氣　或一九　止　　或五六　止

선가출복내탁기를 혹일구에 지하고 혹오육에 지하라

먼저 '커' 소리를 내어 배 안의 탁한 기를 쏟아 낸다. 혹 아홉 번 하고 그치거나 혹 다섯 번이나 여섯 번 하고 그친다.

腹 배복 濁 흐릴탁 呵 꾸짖을가

【先呵】 먼저 '커' 소리를 낸다 【出腹內濁氣】 배안의 탁한 기를 쏟아 낸다 【或一九止】 혹 아홉 번 하고 그친다 【或五六止】 혹 다섯 번이나 여섯 번하고 그친다.

10-4 定心閉目

정심폐목하고

마음을 안정시키고 눈을 감고 앉는다.

閉 닫을폐

【定心】 마음을 안정시킨다 【閉目】 눈을 감는다(완전히 감는 것이 아니라 반쯤 감는다).

10-5 叩齒三十六

고치삼십육하라

고치叩齒를 36번 한다

叩 두드릴고

【叩齒】 아랫니와 윗니를 딱딱 맞춘다.

10-6 通以集心神然後 以大拇指背 拭目 大小九過

통이집심신연후에 이대무지배로 식목을 대소구과하라

마음을 한 곳으로 완전히 모은 다음에 엄지손가락 등으로 눈 닦기를 대략 아홉 번 정도 이상 한다.

通 지날통 拇 엄지손가락무 指 손가락지 背 등배 拭 닦을식

【通以集心神】 마음을 한 곳으로 완전히 모은다. 심心은 각자가 아는 얕은 마음이고 신神은 자기도 모르는 무의식인 심층의 마음을 말한다【以大拇指背】 엄지손가락 등으로【拭目】 눈을 닦는다【大小九過】 대략 아홉 번 정도 이상

10-7 兼按鼻左右七過

겸안비좌우칠과하라

아울러 코 좌우를 손으로 일곱 번 이상 어루만진다.

按 손으로 어루만질안 鼻 코비

【兼】 아울러 【按鼻左右】 코의 좌우를 손으로 어루만진다 【七過】 일곱 번 이상

10-8 以兩手 摩 令極熱
이양수를 마하야 영극열하야

두 손을 비벼 아주 뜨겁게 한다.

摩 갈마 極 다할극 熱더울열

[以兩手摩] 두 손을 비빈다 [令極熱] 아주 뜨겁게 한다.

10-9 閉口鼻氣然後 摩面 不以遍數
폐구비기연후에 마면을 불이편수는
爲眞人起居法
위진인기거법이니라

숨을 죽이고 횟수에 관계없이 얼굴을 문지른다. 이렇게 하는 것이 진인의 일상 생활법이다.

鼻 코비 摩 문지를마 遍 두루편

【閉口鼻氣】 입과 코의 기를 막는다. 즉, 숨을 죽인다 【摩面】 얼굴을 문지른다 【不以遍數】 횟수에 관계없이 【爲眞人起居法】 이렇게 하는 것이 진인의 일상 생활법이다.

10-10 次以舌柱上齶　　漱口中內外　　津液滿口
차이설주상악하고 수구중내외하야 진액만구하면
作三嚥下之　　令入胃存　　胃神　　承之
작삼연하지하야 영입위존하면 위신이 승지니라

그리고 혀를 윗 잇몸에 붙여 가면서 입 안과 밖을 양치질 한다. 진액이 입에 가득하게 고이면 이것을 세 번에 나누어 삼켜 내려 위 안에 들어가 있게 하면 위신이 이것을 받아 전신에 전달해 준다.

舌 혀설 柱 버틸주 齶 잇몸악 漱 양치질할수 津 진액진 液 진액

【次以】 그리고 【舌柱上齶】 혀를 윗잇몸에 붙인다 【漱口中內外】 입 안과 밖을 양치질 한다 【津液滿口】 진액(침)이 입에 가득하게 고이다 【作三嚥下之】 세 번에 나누어 삼켜 내린다 【令入胃存】 위 안에 들어가 있게 한다 【胃神承之】 위신이 이것을 받아 전신에 전달해 준다(진액은 장부의 생리 할동과 밀접한 관계가 있고 위는 진액을 받아 전신에 보내주는 중요한 역할을 한다).

10-11 如此者之作　是三度九嚥　　庶得深漑五臟
여차자지작을 시삼도구연하면 서득심개오장하며
光澤面目　　極有力　　不可輕忽
광택면목하며 극유력하리니 불가경홀이니라

이렇게 하기를 세 차례 하면 아홉 번 침을 삼키게 된다. 이것은 오장에 깊이 물을 대어 주는 격이 되어 얼굴에 윤기가 나며 극히 효력이 있을 것이니 경솔히 해서는 안된다.

嚥 삼킬연 庶 가까울서 漑 물댈개 忽 소홀히할홀

【如此者之作】 이렇게 하기를 【是~】 ~이 된다 【是三度九嚥】 세 차례 하면 아홉 번 침을 삼키게 된다 【庶得~】 ~하는 격이 된다 【深漑五臟】 오장에 깊이 물을 대어 준다 【光澤面目】 얼굴에 윤기가 난다 【極有力】 극히 효력이 있다 【不可輕忽】 경솔히 해서는 안된다.

11 기氣를 먹으면 늙지 않는다

우리의 몸은 정精 기氣 신神의 세 요소로 이루어져 있다. 그러므로 정精이 메마르다거나 기氣가 허약하면 생명은 온전하지 못하게 된다. 그러므로 정精과 기氣를 잘 길러 신神의 작용이 안정되도록 해야 한다.

보양정신保養精神

몸이 피로하면 신神[정신력]이 흩어지고 기氣[생명에너지]가 없으면 생명은 끝난다. 그래서 인간의 정精과 혼령魂靈도 떠나가며, 부모와 자연으로부터 받은 몸과 마음도 모두 자연으로 되돌아간다.

정기精氣라는 것은 만물의 체體이기 때문에 정기를 보존하고 기른다는 것은 바로 생명을 오래도록 유지시킨다는 말과 같은 것이다. 정기를 보양하는데 있어서는 항상 마음을 잘 가다듬고 절제된 생활 습관으로 천리에 순응하는 기본적인 태도를 유지해야 한다. 정신의 보양은 의약醫藥적인 방법이라기보다는 모든 면에 있어서 정도正道의 실천에 있다고 할 것이다.

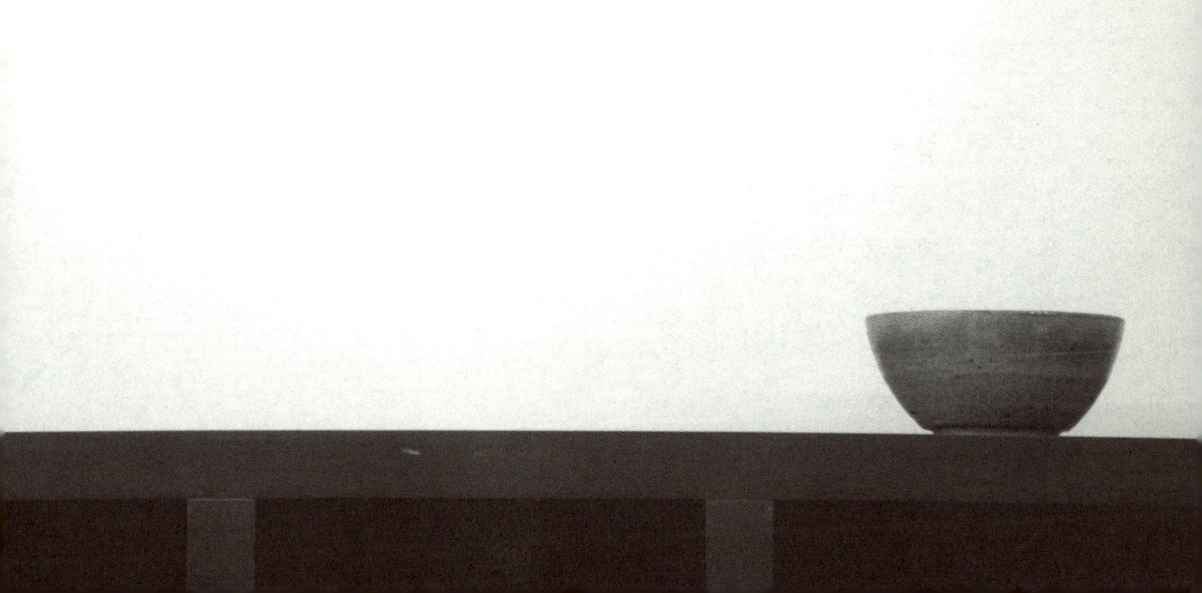

보양정신保養精神 정신을 보호하고 잘 기르는 법

11-1 精者 神之本 氣者 神之主 形者
정자는 신지본이오 기자는 신지주오 형자는
神之宅也 故 神太用則歇 精太用則竭
신지택야니라 고로 신태용즉헐하고 정태용즉갈하고
氣太勞則絶
기태노즉절이니라

정精은 신神의 근본이고 기는 신의 주체이며 형체라는 것은 신이 머무는 집이다. 그러므로 신을 지나치게 쓰면 신은 지쳐 버리며 정을 지나치게 쓰면 정은 말라버리며 기를 지나치게 부리면 기가 끊어진다.

精 쓿은쌀정 歇 다할헐(없어짐) 竭 마를갈 絶 끊을절

【精者神之本】 정은 신의 근본이다 【氣者神之主】 기는 신의 주체다 【形者神之宅也】 형체라는 것은 신이 머무는 집이다 【故神太用則歇】 그러므로 신을 지나치게 쓰면 신은 지쳐 버린다 【精太用則竭】 정을 지나치게 쓰면 정은 말라버린다 【氣太勞則絶】 기를 지나치게 부리면 기가 끊어진다[참고] 정精 : 인체 활동에서 물질적인 기초가 되는 요소로서 후천적으로 음식에 의해 공급된다. 기氣 : 음식에서 온 정精과 우주의 대기大氣와 합쳐져서 생명체의 생리작용生理作用을 물리적 차원에서 주관하는 요소로서 에너지의 흐름이다. 신神 : 인간의 정신 작용 일체를 총괄하는 체體에 대해 붙인 말로서 심心과 동일어同一語로 사용하기도 한다.

11-2 是以　人之生者　神也　形之托者
시이로 인지생자는 신야오 형지탁자는
氣也　若氣衰則形耗而 欲長生者 未之聞也
기야니 약기쇠즉형모이 욕장생자 미지문야니라

이러하기 때문에 사람이 살고 있다는 것은 신이 작용하고 있기 때문이다. 형체가 의탁하는 곳은 기인데 만약 기가 쇠퇴하면 형체가 소모되기 때문에 그러고도 오래 산 사람을 들어 보지 못했다.

托 맡길탁 衰 쇠할쇠 耗 줄어들모

【是以】 이러하기 때문에 【人之生者】 사람이 살고 있다는 것은 【神也】 신이 작용하고 있기 때문이다 【形之托者】 형체가 의탁하는 곳 【氣也】 기이다 【若氣衰則】 만약 기가 쇠퇴하면 【形耗】 형체가 소모된다 【而】 그러고도 【欲長生者】 오래 산 사람은. 여기서 '欲'은 장생長生하려고 했으나 뜻대로 되지 못했다는 의미다 【未之聞也】 그런 것을 들어 보지 못했다.

11-3 夫有者　因無而生焉　形　須神而立焉
부유자는 인무이생언하고 형은 수신이입언하며
有者　無之舘　形者　神之宅也
유자는 무지관이오 형자는 신지택야니라

무릇 유有라는 것은 무無로 말미암아 생겨난 것이며 형체라는 것은 모름지기 신이 있기에 성립된다. 유有는 무無가 머무는 객사이고 형이라는 것은 신이 거처하는 집이다.

舘 객사관

【夫有者】 무릇 유라는 것은 【因無而生焉】 무로 말미암아 생겨난다 【形須神而立焉】 형이라는 것은 모름지기 신神이 있기에 성립된다 【有者無之舘】 유는 무가 머무는 객사이다(유는 무로 인해 생겨나기 때문에 유 속에는 무가 있다고 말하게 되는 것이다) 【舘】 객사라는 곳은 나그네가 잠시 머무는 집이다. 무無는 유有가 존재할 때만 잠시 성립되는 것이기 때문에 관자舘字를 쓴 것으로 생각된다[편역자] 【形者神之宅也】 형체라는 것은 신이 거처하는 집이다(신이 없으면 형체라는 것이 있을 수 없기 때문에 하는 말이다)

11-4 倘不全宅而安生　修身以養神則　不免於氣散歸空
당불전택이안생하고 수신이양신즉　불면어기산귀공하고
遊魂爲變
유혼위변이리라

아마도 집을 온전히 하여 생을 안전하게 하고 몸을 닦아서 신을 기르지 않는다면 기는 흩어져 허공虛空으로 돌아가서 정처 없이 떠돌아다니는 혼으로 변하게 됨을 면하지 못할 것이다.

倘 혹시당 免 면할면 散 흩을산 歸 돌아갈귀

【倘不~】 아마도~을 하지 않으면 【全宅】 집을 온전히 한다 【安生】 생을 안전 하게 한다 【修身以】 몸을 닦아서 【養神】 신을 기른다 【不免於~】 ~을 면할 수 없다 【氣散】 기가 흩어진다 【歸空】 허공으로 돌아간다 【遊魂爲變】 정처 없이 떠도는 혼으로 변한다.

11-5 方之於燭　燭盡則火不居　譬之於堤
방지어촉에　촉진즉화불거하고　비지어제에
堤壞則水不存矣
제괴즉수부존의니라

이것을 촛불에 견주어보면, 초가 다 녹으면 불은 있을 수 없고, 이것을 강둑에 비유한다면 강둑이 무너지면 물은 남아 있을 수 없는 것과 같다.

方 견줄방 燭 촛불촉 譬 비유할비 堤 방죽제 壞 무너질괴

【方之於燭】 이것을 촛불에 견주어 본나 【燭盡則】 초가 다 녹으면 【火不居】 불은 있을 수가 없다 【譬之於堤】 이것을 강둑에 비유한다면 【堤壞則】 강둑이 무너지면 【水不存矣】 물은 남아 있을 수 없다.

11-6 身勞則神散　氣勞則命終　形瘦則神斃
신노즉신산하고　기노즉명종하고　형수즉신폐하고
神斃則精靈　遊矣
신폐즉정영이　유의니라

몸이 피로하면 신은 흩어지고 기가 수고로우면 수명이 끝난다. 형체가 메마르면 신은 죽으며 신이 죽으면 정영이 떠나간다.

瘦 파리할수 斃 죽을폐 靈 신령영{령} 遊 놀유

【身勞則】 몸이 피로하면 【神散】 신은 흩어진다 【氣勞則】 기가 수고로우면 【命終】 수명이 끝난다 【形瘦則】 형체가 메마르면 【神斃】 신

이 죽는다【神斃則】신이 죽으면【精靈遊矣】정영이 떠나간다(생명 현상이 소멸 된다는 뜻).

11-7 已遊者 無返 期旣朽者 無生理故
이유자는 무반이오 기기후자는 무생이고로
魂者 陽也 魄者 陰也
혼자는 양야오 백자는 음야니라

이미 떠나간 것은 돌아올 수 없고 이미 썩어 버린 것으로 한정된 것은 살아나는 이치가 없기 때문에 혼이라는 것은 양이고 넋이라는 것은 음이다.

返 돌아올반 期 한정할기 朽 썩을후

【已遊者】이미 떠나간 것은【無返】돌아올 수 없다【期旣朽者】이미 썩어 버린 것으로 한정된 것은【無生理故】살아나는 이치가 없기 때문에【魂者陽也】혼이라는 것은 양이다【魄者陰也】넋이라는 것은 음이다.

11-8 神能服氣 形能食味 氣淸則神爽
신능복기하고 형능식미니 기청즉신상하고
形勞則氣濁
형노즉기탁이니라

신은 기를 먹을 수 있고 형체가 있는 것은 음식을 먹을 수 있다. 기가 맑으면 정신이 상쾌해지고 형체가 피로하면 기가 흐려진다.

爽 시원할상 濁 흐릴탁 服 먹을복

【神能服氣】 신은 기를 먹을 수 있다 【形能食味】 형체가 있는 것은 음식을 먹을 수 있다 【氣淸則】 기가 맑으면 【神爽】 정신이 상쾌해진다 【形勞則】 형체가 피로하면 【氣濁】 기가 흐려진다.

11-9 服氣者　千百　不死　故　神飛於天
복기자는 천백이라도 불사니 고로 신비어천하고
食穀者　千百　皆死　故　形歸於地
식곡자는 천백이라도 개사니 고로 형귀어지니라

기를 먹는 자는 어떤 경우에도 죽지 않는다. 그러므로 신은 하늘로 올라가고, 곡식을 먹는 자는 어떤 경우에도 다 죽는다. 그러므로 형체 있는 것은 땅으로 돌아간다.

穀 곡식곡

【服氣者】 기를 먹는 자는 【千百不死】 천이면 천 백이면 백 다 죽지 않는다. 즉, 어떤 경우에도 죽지 않는다 【神飛於天】 신은 하늘로 올라간다 【食穀者】 곡식을 먹는 사람은 【千百皆死】 천이면 천 백이면 백 다 죽는다. 즉, 어떤 경우에도 다 죽는다.

11-10 人之死也　故　形歸於地　魂飛於天
인지사야라 고로 형귀어지하고 혼비어천하고
魄落於泉　水火分散　各歸本源　生則
백락어천하야 수화분산하야 각귀본원이니 생즉
同體　死則拍損　飛沈各異　稟之自然
동체오 사즉박손이라 비침각이니 품지자연이니라

사람은 죽기 마련이기 때문에 형체는 땅으로 돌아가고 혼은 하늘로 날아가고 넋은 샘에 떨어진다. 물기운과 불 기운이 흩어져 각기 자기의 본원本源으로 되돌아간다. 산다는 것은 한 덩어리가 되는 것이지만 죽는다는 것은 부서지고 없어지는 것이다. 날아가고 잠기는 것이 각각 다름이니 다 대자연이 준 것이기 때문에 그렇게 되돌아가는 것이다.

魄 넋백 拍 칠박 損 덜손 沈 가라앉을침 稟 줄품

【人之死也故】 사람은 죽기 마련이기 때문에 【形歸於地】 형체는 땅으로 돌아간다 【魂飛於天】 혼은 하늘로 날아간다 【魄落於泉】 넋은 샘에 떨어진다 【水火分散】 물기운과 불기운이 각각 흩어진다 【各歸本源】 각각 자기의 본원으로 되돌아간다 【生則同體】 산다는 것은 한 덩어리가 되는 것이다[형체와 혼과 백이 한 덩어리가 되면 사는 것이다] 【死則拍損】 죽으면 부서지고 없어진다 【飛沈各異】 날아가고 잠기는 것이 각각 다르다 【稟之自然】 대자연이 준 것이다. 대자연이 준 것이기 때문에 그렇게 되돌아가는 것이다.

11-11 行者 譬如一根之木 以火 焚之
행자는 비여일근지목이니 이화로 분지하면
烟則上升 灰則下沈 亦自然之理也
연즉상승이오 회즉하침이니 역자연지이야니라

우리의 목숨이라는 것을 하나의 뿌리에서 나온 나무에 비유할 수 있다. 불로 태우면 연기는 위로 올라 가고 재는 땅에 떨어져 잠긴다. 이 또한 자연의 이치다.

譬 비유할비 焚 불사를분 烟 연기연 灰 재회

【行者】 우리의 목숨 【譬如一根之木】 하나의 뿌리에서 나온 나무에 비유된다 【以火焚之】 불로 태우면 【烟則上升】 연기는 위로 올라간다 【灰則下沈】 재는 땅에 떨어져 잠긴다 【亦自然之理也】 또한 자연의 이치다 [참고] 11-10 및 11-11은 인생의 무상無常함을 말한 것이다.

11-12 夫神明者　生化之本　精氣者　萬物之體
부신명자는 생화지본이오 정기자는 만물지체니
全其形則生　養其精氣則 性命　長存矣
전기형즉생하고 양기정기즉 성명이 장존의니라

무릇 신명神明이라는 것은 나고 변화하게 하는 근본이며 정과 기는 만물을 구성하는 체體다. 그 형체를 온전히 하면 생명이 유지 되며 정과 기를 잘 기르면 생명生命이 오래 보존된다.

生 만들생 化 변화하게할화

【夫神明者】 무릇 신명이라는 것은【生化之本】 나고 변화하게 하는 근본이다【精氣者】 정과 기라는 것은【萬物之體】 만물을 구성하는 체다【全其形則生】 그 형체를 온전히 하면 생명이 유지된다【養其精氣則】 정과 기를 잘 기르면【性命長存矣】 생명이 오래 보존된다.

12 음식으로 몸을 보양保養하는 방법

우리는 마시고 먹는 물질을 통해 대자연의 기氣를 얻어 생명을 이어간다. 우리 주위에는 대자연의 기를 받아 몸을 보양保養하고 병을 물리치는 여러 가지 음식물이 있다.

보양음식保養飮食

우리가 먹는 음식에는 모두 천지의 기氣가 그 속에 포함되어 있다. 여기에서는 특히 효과가 있는 몇 가지 음식을 소개한다.

측백탕은 정기의 소모를 막아주는데 매우 유익하다. 마로 만든 술을 먹으면 심신의 허약함을 보하고 특히 생식기를 강하게 하는데 매우 효과가 있다. 지황으로 만든 술은 혈액 순환을 원활히 하고 기력을 돋운다. 무술주는 특히 나이 많은 이에게 원기를 회복시켜 준다. 우유죽은 심장과 허파에 쌓인 독기를 제거해 준다. 녹각죽은 정수精髓와 음陰을 강하게 한다. 산서로 만든 죽이나 국수는 정기를 도우는 데 매우 좋다.

백탕栢湯 측백탕

12-1 栢味 苦 微溫 主吐血衄血痢血崩血

백미는 고하나 미온이니라 주토혈뉵혈이혈붕혈이니라

久服 輕身益氣 耐寒暑 去濕止飢

구복하면 경신익기하고 내한서하며 거습지기니라

측백의 맛은 쓰나 성질은 조금 따뜻하다. 피를 토하거나, 코피를 쏟는다거나, 이질로 출혈을 하거나, 부인들의 자궁 출혈을 치료하는데 주로 쓰인다. 측백탕을 오래 복용하면 몸이 가벼워지고 기운이 나며 추위나 더위를 타지 않고 습사濕邪를 제거하며 배고픔을 모른다.

栢 측백나무백 苦 쓸고 微 작을미 吐 토할토 衄 코피뉵{육} 痢 설사이{리} 崩 무너질붕 耐 견딜내 濕 축축할습 飢 주릴기

【栢味苦】 측백의 맛은 쓰다 【微溫】 조금 따뜻하다 【主】 주로 다스린다 【吐血】 피를 토한다 【衄血】 코피를 쏟는다 【痢血】 이질로 인한 출혈 【崩血】 부인들의 자궁 출혈 【久服】 오래 복용하면 【輕身】 몸이 가볍다 【益氣】 기운을 더한다 【耐寒暑】 추위나 더위를 타지 않는다 【去濕】 습사濕邪(습기로 말미암아 생기는 사기邪氣)를 제거한다 【止飢】 배고픔을 모른다.

12-2 採取嫩葉 線 繫 垂挂一大甕中

채취눈엽하야 선으로 계하고 수괘일대옹중하고

紙 糊其口

지로 호기구니라

[측백의] 어린 잎을 채취하여 실로 묶어 하나의 큰 옹기에 넣어서 매달아 놓고 옹기 구멍을 종이로 붙여 막는다.

採 캘채 嫩 어릴눈 線 실선 繫 맬계 垂 드리울수 挂 그림족자괘 甕 독옹 糊 풀로붙일호

【採取】 채취한다 【嫩葉】 새로나온 어린 잎 【線繫】 실로 묶는다 【垂挂】 매단다. 《活人心》에 挂는 掛로 되어 있음 【一大甕中】 하나의 큰 옹기에 【紙糊其口】 그 [옹기] 구멍을 종이로 붙여 막는다.

12-3 經月 視之 如未乾 更閉之 至乾
경월에 시지하야 여미건이면 갱폐지하고 지건이면
取爲末 如不用瓮 只密室中 亦可
취위말하라 여불용옹이면 지밀실중이라도 역가니라

한 달이 지나서 그것을 꺼내 보고 만약 마르지 않았으면 다시 구멍을 막는다. 말랐으면 꺼내어 가루를 만든다. 옹기를 쓰지 않는다면 밀폐된 방 안에 두어도 좋다.

經 지날경 如 만일여 乾 마를건 更 다시갱 閉 닫을폐 瓮 항아리옹(甕과 같음) 密 빽빽할밀

【經月】 한달이 지나서 【視之】 그것을 꺼내 본다 【如未乾】 만약 마르지 않았으면 【更閉之】 다시 막는다 【至乾】 말랐으면 【取爲末】 꺼내어 가루를 만든다 【如不用瓮】 옹기를 쓰지 않는다면 【只密室中】 다만 밀폐된 방 안에 두어도 【亦可】 또한 좋다.

12-4 但不及瓮中者 青翠 若見風則 黃矣 此湯
단불급옹중자면 청취가 약현풍즉 황의리라 차탕을
可以代茶 夜話 飮之 尤醒睡
가이대차라 야화에 음지하면 우성수니라

옹기에 넣어두지 않을 것 같으면 푸른 잎이 만약 바람에 쏘이면 누렇게 된다. 이 탕은 차 대신에 마실 수 있다. 밤에 이야기하면서 먹으면 더욱 잠을 잘 잘 수 있게 한다.

瓮 독옹 翠 비취색취 見 보일현 醒 깰성 睡 잘수

【但】 무의미의 조사 【不及瓮中者】 옹기에 넣어두지 않을 것 같으면 【青翠】 푸른 잎이 【若見風則】 만약 바람에 보이면. 즉, 바람에 쏘이면 【青翠若見風則】 푸른 잎이 바람에 쏘이면 【黃矣】 누렇게 된다 【此湯】 이 탕은 【可以代茶】 차 대신에 마실 수 있다 【夜話】 밤에 이야기하면서 【飮之】 이것을 먹는다 【尤醒睡】 더욱 잠을 깨게 한다. 즉, 잠을 잘 잘 수 있게 한다.

12-5 飮茶多則傷人 耗精氣 害脾胃 栢湯
음차다즉상인하야 모정기하며 해비위니라 백탕이
甚有益 尤助幽 如太苦則加少山芋 尤妙
심유익하며 우조유하니라 여태고즉가소산우하면 우묘니라

차를 많이 마시면 사람에게 손상을 입혀 정기를 소모시키며 비장이나 위장에 해를 준다. [이럴 때] 측백탕은 대단히 유익하다. 더욱 정신을 맑게 한다. 만약 너무 쓴 맛이 나면 산우를 조금 넣으면 더욱 묘미가 있다.

耗 소모될모 脾 지라비 尤 더욱우 幽 영혼유 苦 쓴맛고 芋 토란우

【飮茶多則】 차를 많이 마시면 【傷人】 사람을 상하게 한다 【耗精氣】 정기를 소모시킨다 【害脾胃】 비장이나 위장에 해를 준다 【栢湯甚有益】 측백탕이 대단히 유익하다 【尤助幽】 더욱 정신적 기능을 도운다. 즉, 정신을 맑게 한다 【如太苦則】 만약 너무 쓴 맛이 나면 【加少山芋】 산우를 조금 넣는다 【尤妙】 더욱 묘미가 있다.

서여주薯蕷酒 마로 만든 술

12-6 薯蕷卽山藥　一名山芋　味　甘溫　無毒
서여즉산약이니 일명산우니라 미는 감온이나 무독이니라
補虛勞羸瘦　充五臟煩熱　强陰
보허로리수하며 충오장번열하며 강음이니라

서여薯蕷는 산약인데 일명 산우라 하기도 한다. 맛은 달고 성질은 따뜻하고 독이 없다. 심신이 쇠약하고 수척하고 파리함을 도와 건강을 회복시켜 준다. 오장에 신열이 나서 가슴 속이 답답하고 괴로운 증세를 막아 준다. [또] 생식기를 강하게 한다.

薯 참마서 蕷 참마여 芋 토란우 補 도울보 羸 여윌리{이} 瘦 파리할수 充 막을충(제거함)

【薯蕷】 서여. 산여山薯, 산여山蕷, 서약薯藥 등 다른 이름이 있다 【一名山芋】 일명 산우라 하기도 한다 【味甘】 맛은 달다 【溫無毒】 성질은 따뜻하고 독이 없다 【虛勞】 심신의 쇠약 【羸瘦】 파리하고 수척함 【補虛勞羸瘦】 심신이 허약하고 수척하고 파리함을 도와 건강을 회복시켜 준

다【煩熱】신열이 나서 가슴 속이 답답하고 괴로움【充五臟煩熱】오장에 신열이 나서 가슴 속이 답답하고 괴로운 증세를 막아 준다【强陰】생식기를 강하게 한다.

12-7 久服　耳目　聰明　輕身　不飢延年
구복하면 이목이 총명하고 경신하며 불기연년이니라
山薯　蒸熟　去皮一斤　酥三兩　同研
산서를 증숙하고 거피일근에 수삼양으로 동연하야
丸如雞子大
환여계자대니라

오래 복용하면 귀와 눈이 밝아지고 몸이 가벼워진다. 배고픔을 모르고 오래 산다. 산서를 캐서 익혀 껍질을 벗긴 것 한 근에 연유 세 양을 함께 반죽하여 달걀 크기만한 환을 만든다.

煩 괴로워할번 聰 귀밝을총 飢 기주릴기 延 끌연 蒸 찔증 熟 익을숙 酥 연유(煉乳)수 研 갈연 丸 알환 雞 닭계

【久服】오래 복용하면【耳目聰明】귀와 눈이 밝다【輕身】몸이 가벼워진다【不飢】배고픔을 모른다【延年】오래 산다【山薯蒸熟】산서를 쪄서 익힌다【去皮】껍질을 벗긴다【一斤】한 근【酥三兩】연유 세 양【同研】함께 반죽한다【雞子】달걀【丸如雞子大】달걀 크기만한 환[을 만든다].

12-8 投沸酒中　一枚　用酒半升　薯
투비주중에 일매하고 용주반승이니라 서는

山生者 佳 取曝十餘日 皮皺 可用之
산생자가 가니 취폭십여일하야 피추면 가용지니라
書云 薯 涼 補於狗 大有益於補養
서운 서는 량이나 보어구하고 대유익어보양이니라

끓는 술 안에 하나를 넣는다. 술은 반 되를 쓴다. 서라는 것은 산에서 나는 것이 좋다. 산에서 캐다가 십여 일을 햇볕에 말려 껍질이 쪼그라들면 그것을 써야한다. 의서醫書에는 「서는 성질이 차나 개로 보하는 것보다 더 보하기 때문에 몸을 보양하는 데 크게 유익하다」고 있다.

投 던질투 沸 끓을비 曝 쬘폭 皺 주름추 狗 개구 涼 서늘할량(冷)

【投沸酒中】 끓는 술 안에 넣는다 【用酒半升】 술 반 되를 쓴다 【薯山生者佳】 서는 산에서 나는 것이 좋다 【取】 산서를 캔다 【曝十餘日】 십여 일을 햇볕에 말린다 【皮皺】 껍질이 쪼그라든다 【可用之】 그것을 써야한다 【書云~】 의서醫書에 ~라고 적혀 있다 【薯涼】 서는 성질이 서늘하다 【補於狗】 개 보다 더 보한다 【於~】 ~보다 더 【大有益於補養】 몸을 보양하는데 크게 유익하다.

지황주地黃酒 지황으로 만든 술

12-9 地黃 味甘苦涼 無毒 久服
지황은 미감고량이나 무독이니라 구복하면
輕身不老 一名地髓 補五臟內傷不足
경신불노하니라 일명지수니라 보오장내상부족하고

通血脈　益氣力　利耳目
통혈맥하며 익기력하며 이이목이니라

지황은 맛이 달고 성질이 매우 차나 독은 없다. 오래 복용하면 몸이 가볍게 되고 늙지 않는다. [지황을] 일명 땅의 골수라 한다. 오장의 내상과 [기혈의] 부족을 보補하고 혈액을 잘 유통하게 하며 기력을 돋우고 눈과 귀의 건강에 이利롭다.

苦 심히고 髓 골수수

【味甘】 맛이 달다 【苦涼】 매우 차다 【無毒】 독이 없다 【久服】 오래 복용하면 【輕身】 몸이 가볍다 【不老】 늙지 않는다 【一名地髓】 일명 땅의 골수라 한다 【內傷】 몸이 쇠약하여 몸 안에 생긴 병 【補五臟內傷不足】 오장의 내상과 기혈의 부족을 보한다 【通血脈】 혈맥을 통하게 한다 【益氣力】 기력을 돋운다 【利　耳目】 눈과 귀의 건강에 이롭다.

12-10 每米一斗　用生地黃三斤　同蒸　用白麴
매미일두를 용생지황삼근으로 동증이니라 용백국으로
拌之　候熟　任意用之　大能和血住顏
반지하야 후숙하야 임의용지하면 대능화혈주안이니라

쌀 한 말에 생지황 세 근을 써서 같이 찐다. 흰 누룩으로 반죽해서 숙성한 다음에 임의로 먹으면 크게 혈액을 조화롭게 하여 얼굴에 화색이 돈다.

每 마다매(그 때 마다) 麴 누룩국 拌 뒤섞을반 候 기다릴후 熟 익을숙

【每米一斗】 매번 쌀 한 말에 【用生地黃三斤】 생지황 세 근을 쓴다 【同蒸】 같이 찐다 【用白麴拌之】 흰 누룩으로 반죽한다 【候熟】 숙성熟成한 다음에 【任意用之】 임의로 쓴다(먹는다) 【大能和血住顔】 크게 혈액을 조화롭게 하여 얼굴에 화색이 돈다. 《活人心》에 주住는 주駐로 되어 있음.

무술주戊戌酒 개술

12-11 每糯米三斗 蒸熟 用犬一隻 煮 一伏時
매나미삼두를 증숙하고 용견일척으로 자하야 일복시에
候極爛 搗爲泥連汁
후극난하면 도위니연즙이니라

찹쌀 서 말을 푹 찐다. 어느 복伏 때 개 한 마리를 넣어서 흐늘흐늘하게 되도록 삶은 다음에 찧어서 야드르하게 즙을 만든다.

戊 무성할무 戌 개술 糯 찰벼나 蒸 찔증 隻 한마리척 煮 삶을자 伏 시령복(時令) 爛 문드러질난{란} 搗 찧을도 泥 야드를할니 連 이을연 汁 즙즙

【戊戌酒】 개술(狗酒) 【糯米】 찹쌀 【蒸熟】 푹 찐다 【用大一隻煮】 개 한 마리를 넣어 삶는다. 《活人心》에 大는 犬으로 되어 있음 【一伏時】 어느 복 때(초복이나 중복이나 말 복중 어느 하나) 【候極爛】 흐늘흐늘하게 되면 【搗爲泥連汁】 찧어서 야드르하게 즙을 만든다.

12-12 與飯 同拌要勻 方下白麯 候熟
여반으로 동반요균이니라 방하백국하야 후숙하고
但空心 只飮一盃 勝飮常酒一瓶
단공심에 지음일배하면 승음상주일병이니라

밥과 함께 골고루 뒤섞고 바로 누룩을 넣는다. 술이 익은 다음 다만 공복에 한 잔씩만 마신다. 이 한잔이 보통 술 한 병 마시는 것보다 더 낫다.

飯 밥반 拌 뒤섞을반 方 바야흐로방 下 떨어질하 麯 누룩국 勝 나을승 瓶 병병

【與飯同拌】 밥과 함께 뒤섞는다 【要勻】 골고루 【方下白麯】 바로 누룩을 넣는다 【候熟】 술이 익는 것을 기다린다. 즉, 술이 익은 다음에 【但空心】 다만 공복에 【只飮一盃】 단지 한 잔씩만 마신다 【勝飮常酒一瓶】 보통 술 한 병 마시는 것보다 더 낫다.

12-13 極能補養元氣 老人 飮之 尤佳
극능보양원기하니 노인이 음지하면 우가니라

대단히 원기를 보양할 수 있다. 노인이 이것을 마시면 더욱 좋다

極 극히극 佳 좋을가

【極能補養元氣】 대단히 원기를 보양할 수 있다 【老人飮之】 노인이 이것을 마시면 【尤佳】 더욱 좋다.

12-14 然　　酒本能和血　　痛飮　不過三杯

연이나 주본능화혈이나 통음을 불과삼배니라

多則傷五臟　　亂性發狂　　尤宜忌之

다즉상오장하며 난성발광하리니 우의기지니라

그러나 술은 원래 혈액 순환을 원활히 하지만 많이 먹는다 해도 세 잔을 넘어서는 안 된다. 많이 먹으면 오장을 상하게 하고 성질을 어지럽히고 광기를 발동하게 함으로 더욱 과음은 기피해야 한다.

痛 몹시통 杯 잔배 狂 미칠광 忌 꺼릴기

【酒本能和血】 술은 원래 혈액 순환을 원활히 한다 【痛飮不過三杯】 많이 먹는다 해도 세 잔을 넘어서는 안 된다 【多則】 많이 먹으면 【傷五臟】 오장을 상하게 한다 【亂性發狂】 성질을 어지럽히고 광기를 내게 한다 【尤宜忌之】 더욱 과음은 기피해야 한다(之는 과음을 뜻함).

유죽乳粥 우유죽

12-15 牛乳　味甘無毒　　生　微寒

우유는 미감무독이니라 생은 미한이오

熟　補虛羸　　止煩渴　　除風熱　　潤皮膚

숙은 보허리하며 지번갈하며 제풍열하며 윤피부하며

養心肺　　解諸熱風毒

양심폐하며 해제열풍독이니라

우유는 단 맛이 나고 독이 없다. 날 것은 성질이 조금 차다. 익힌 것은 허하고 여윔을 보하며, 답답하고 갈증이 나는 것을 멎게 하며, 풍열을 없애고 피부를 윤택하게 하며, 심장과 허파를 건강하게 하며, 모든 열과 풍독을 풀어 준다.

生 날것생 熟 익힐숙 羸 여윌이 煩 괴로워할번 渴 목마를갈 除 덜제 潤 젖을윤 膚 살갗부

【生微寒】 날 것은 조금 차다 【熟】 익힌 것 【補虛羸】 허하고 여윔을 보한다 【止煩渴】 답답하고 갈증이 나는 것을 멈추게 한다 【除風熱】 풍열을 없앤다 【潤皮膚】 피부를 윤택하게 한다 【養心肺】 심장과 허파를 건강하게 한다 【解諸熱風毒】 모든 열과 풍독을 풀어 준다.

12-16 用黃牛乳 水牛 不用 凡煮粥 半熟
용황우유하고 수우를 불용하라 범자죽이 반숙하면
去米湯 下牛乳 代米湯 煮之
거미탕하고 하우유니라 대미탕으로 자지니라

누런 황소 젖을 써야 하고 물소 젖은 못쓴다. 보통 죽을 끓이다가 반쯤 익으면 쌀 끓인 물을 떠내고 우유를 붓는다. 쌀물 대신에 이것을 끓인다.

煮 삶을자 湯 끓인물탕 下 내려놓을하

【用黃牛乳】 누런 황소 젖을 쓴다 【水牛不用】 물소 젖은 못쓴다 【凡煮粥】 보통 죽을 끓이다가 【半熟】 반쯤 익다 【去米湯】 쌀 끓인 물을 떠낸다 【下牛乳】 우유를 붓는다 【代米湯煮之】 쌀물 대신에 이것을 끓인다.

12-17 候熟 把置椀中 每椀 下眞酥半兩
후숙하고 파치완중하니라 매완에 하진수반양을
置粥上 鎔如油遍覆粥上 食時 旋攪
치죽상하야 용여유편복죽상이니라 식시에 선교하면
甘美無比 大助元氣
감미무비니 대조원기니라

익기를 기다렸다가 대접에 부어 넣는다. 한 대접에 연유 반양을 죽 위에 부으면 기름처럼 녹으며 죽을 두루 덮는다. 먹을 때 조금 휘젓는다. 단 맛이 비길 데 없으며 원기를 크게 돋운다.

把 잡을파 椀 주발완 酥 연유(煉乳)수 鎔 녹일용 遍 두루편 覆 뒤집힐복 旋 돌선 攪 휘저을교

【候熟】 익기를 기다린다 【把置椀中】 대접에 부어 넣는다 【每椀】 한 대접에 【下眞酥兩置粥上】 연유 반양을 죽 위에 붓는다 【鎔如油】 기름처럼 녹는다 【遍覆粥上】 죽을 두루 덮는다 【食時旋攪】 먹을 때 조금 휘젓는다 【甘美無比】 단맛이 비길 데 없다 【大助元氣】 원기를 크게 돋운다.

녹각죽鹿角粥 녹각으로 만든 죽

12-18 鹿角 味甘無毒 消痺益氣力 補精髓
녹각은 미감무독이라 소비익기력하며 보정수하고
强陰
강음이니라

녹각은 맛이 달고 독이 없다. 마비를 없애고 기력을 돋운다. 골수를 보충하고 음陰을 강하게 한다.

鹿 사슴록 消 사라지게할소 痺 저릴비 髓 골수수

【消痺】 마비를 없앤다 【益氣力】 기력을 돋운다 【精髓】 뼛속의 골 【陰】 남녀의 생식기

12-19 用新鹿角一具 寸截 流水內 浸三日
용신녹각일구를 촌절하야 유수내에 침삼일하고
刷洗 去醒穢 以河水 入砂罐內
쇄세하야 거성예하고 이하수로 입사관내하고
以桑葉 塞口 勿令漏氣
이상엽으로 색구하야 물영누기하라

신선한 녹각 하나를 작게 끊어낸다. 이것을 흐르는 물 속에 사흘 동안 담겨두었다가 꺼내어 깨끗이 씻어 더러운 것을 제거하고, [녹각과 함께] 냇물을 단지에 넣고 뽕나무 잎으로 구멍을 막아서 기가 새어 나가지 않게 하라.

截 끊을절 浸 담글침 刷 털쇄 洗 씻을세 醒 깰성 穢 더러울예 砂 모래사 罐 구레박관 桑 뽕나무상 塞 막힐색 漏 샐루

【新鹿角一具】 신선한 녹각 하나 【寸截】 작게 절단한다 【流水內浸】 흐르는 물속에 담겨둔다 【刷洗】 깨끗이 씻는다 【去醒穢】 더러운 것을 제거한다. 성醒은 성腥(비린내성)이 아닌가 생각된다 【砂罐】 약을 끓이는 단지 【以河水入砂罐內】 냇물을 단지에 넣는다 【以桑葉塞口】 뽕

나무 잎으로 구멍을 막는다 【勿令～】 ～하게 하지 말라 【漏氣】 기가 샌다.

12-20 猛炭火　猛煮　時時看候　如湯耗
맹탄화로　맹자하야　시시간후하야　여탕모면
旋添熱湯　煮一日　候角爛　似熟芋　掐
선첨열탕하고　자일일하야 후각난이　사숙우하면　도하야
得酥軟　卽止　未軟　更煮　愼勿漏氣
득수연하면　즉지하고　미연이면　갱자하되　신물루기니라

센 숯불에 올려놓고 거세게 다린다. 때때로 살펴서 만약 탕물이 다 졸아들면 더운 물을 조금 더 부어가며 하루 동안 다린다. 녹각이 익은 토란과 같이 허물어질 때를 기다려 꺼내어 보고 연유 같이 연하면 그만두고 연하지 않으면 다시 다리되 김이 새지 않도록 조심한다.

猛 사나울맹　炭 숯탄　猛 사나울맹　煮 삶을자(다린다)　湯 끓인물탕　耗 줄모　旋 조금선　添 더할첨　熱 더울열　爛 문드러질난　熟 익을숙　芋 토란우　掐 꺼낼도　軟 연할연　愼 삼갈신

【猛炭火】 센 숯불 【猛煮】 거세게 다린다 【時時看候】 때때로 살핀다 【如湯耗】 만약 탕물이 다 졸아들면 【旋～】 ～하면서 【旋添熱湯】 더운 물을 더 부어가면서 【煮一日】 하루 동안 다린다 【候角爛】 녹각이 허물어질 때를 기다려 【似熟芋】 익은 토란과 같다 【掐得酥軟卽止】 꺼내어 보고 연유 같이 연하면 그친다 【未軟更煮】 연하지 않으면 다시 다린다 【愼勿～】 ～하지 않도록 조심한다 【漏氣】 김이 샌다.

12-21 漏氣則難熟　取出　曝乾爲粉　其汁　澄濾
누기즉난숙이니 취출하야 폭건위분이니라 기즙을 징여하야
候淸冷　以綿　濾　作膠片　椀盛
후청냉하고 이면으로 여하여 작교편하고 완성하야
風中吹乾　謂之鹿角膠
풍중취건하면 위지녹각교니라

김이 새어 나가면 잘 익지 않는다. 익으면 꺼내어 햇빛에 말려 가루를 만든다. 즙을 만들어 말갛게 걸러야하는데 물이 맑게 되면 무명천으로 걸러서 아교 조각을 만들어서 대접에 담아 바람에 말린다. 이것을 녹각교라 한다.

曝 쬘폭 乾 마를건 粉 가루분 汁 즙즙 澄 맑을징 濾 거를여 綿 솜면 膠 아교교 盛 [그릇에] 담을성

【漏氣則難熟】 김이 새어 나가면 잘 익지 않는다 【取出】 꺼낸다 【曝乾】 햇빛에 말린다 【爲粉】 가루를 만든다 【其汁澄濾】 즙을 만들어 말갛게 걸러야 한다 【候淸冷】 맑게 되면 【以綿濾】 무명천으로 거른다 【作膠片】 아교의 조각을 만든다. 《活人心》에 片은 井으로 되어 있음 【椀盛】 대접에 담는다 【風中吹乾】 바람에 말린다 【謂之鹿角膠】 이것을 녹각교라 한다.

12-22 可入藥　每粥一椀　入角粉五錢　塩一匙
가입약이니라 매죽일완에 입각분오전과 염일시하야
同攪　溫服　大能補腦髓　益精血
동교하고 온복하면 대능보뇌수하며 익정혈하며

尤固元氣
우고원기니라

[녹각교는] 약으로 먹을 수 있다. 매번 죽 한 대접에 녹각 가루 다섯 돈과 소금 한 순갈을 넣어 같이 휘저어 따뜻하게 복용하면 크게 뇌수를 보할 수 있고 정혈을 왕성하게하며 더욱 원기를 굳건히 한다.

椀 주발완 盛 담을성 錢 돈전 塩 소금염 匙 숟가락시 攪 휘저을교 髓 골수수 益 더해질익

【可入藥】 약으로 먹을 수 있다 【每粥一椀】 매번 죽 한 대접에 【錢】 돈(한약의 무게 단위) 【入角粉五錢】 녹각 가루 다섯 돈을 넣는다 【塩一匙】 소금 한 순갈 【同攪】 같이 휘젓는다 【溫服】 따뜻하게 복용한다 【大能補腦髓】 크게 뇌수를 보할 수 있다 【益精血】 정혈[精氣]을 왕성하게 한다 【尤固元氣】 더욱 원기를 굳건히 한다.

산서죽山薯粥 산서로 만든 죽

12-23 山薯 山生者 佳 圃種者 無味
산서는 산생자가 가며 포종자는 무미니라
取去皮 搗研 爲泥粉
취거피하고 도연하야 위니분이니라

산서는 산에서 나는 것이 좋다. 집에서 포종하여 기른 것은 맛이 없다. 산약을 캐서 껍질을 벗기고 찧고 갈아서 가루를 만든다.

薯 산약서 佳 좋을가 圃 밭포 擣 찧을도 硏 갈연 泥 진흙니 粉 가루분

【山生者佳】 산에서 나는 것이 좋다 【圃種者】 집에서 포종하여 기른 것(재배한 것) 【無味】 맛이 없다 【取】 [산약을]캐서 【去皮】 껍질을 벗긴다 【擣硏】 찧고 간다 【爲泥粉】 작은 가루를 만든다.

12-24 每椀粥 用二合蜜二匙 同炒 令凝
매완죽에 용이합밀이시를 동초하야 영응케하야
以匙 揉碎 候粥熟 投攪令勻 乃服
이시로 유쇄니라 후죽숙하고 투교영균하야 내복하니라

매번 죽 한 그릇을 끓일 때, 산서 두 합과 꿀 두 순갈을 같이 볶아서 엉키게 하여 순갈로 주물러 부수어 넣는다. 죽이 다 끓으면 죽에 타서 골고루 섞이게 휘저어 먹는다.

椀 주발완 粥 죽죽 蜜 꿀밀 匙 순가락시 炒 볶을초 凝 엉킬응 揉 주무를유 碎 부술쇄 候 기다릴후 熟 익을숙 投 떨칠투(세게 흔듦) 攪 뒤섞을교

【每椀粥】 매번 죽 한 그릇을 끓일 때 【用二合】 산서 두 합을 쓴다(合은 용량의 단위) 【蜜二匙】 꿀 두 순갈 【同炒】 같이 볶는다 【令凝】 엉키게 한다 【以匙揉碎】 순갈로 주물러 부순다 【候粥熟】 죽이 다 끓으면 【投攪令勻】 [죽에 타서] 골고루 섞이게 휘젓는다 【乃服】 복용한다.

선서면山薯麪 산서로 만든 국수

12-25 取山薯 去皮薄切 日中 曝乾
취산서하야 거피박절하고 일중에 폭건하야
簸中 挼爲 粉篩 如常麪 食之可
파중에 뇌위하고 분사하야 여상면으로 식지가니라
酥蜜 爲醇麪 尤精
수밀로 위순면이면 우정이니라

산약을 캐서 껍질을 벗기고 얇게 썰어서 낮 동안 햇볕에 바짝 쬐어 말린 나. 키 안에 넣고 비벼서 가루로 만들어서 체로 친다. 보통 국수와 같이 만들어 먹으면 좋다. 연유나 꿀을 넣어 진한 국수로 만들어 먹으면 더욱 정기를 돋운다.

薯 산약서 薄 엷을박 曝 쬘폭 乾 마를건 簸 까부를파 挼 주무를뇌 粉 가루분 篩 체사 麪 밀가루면 蜜 꿀밀 醇 진한술순

【取山薯】 산약을 캐다 【去皮】 껍질을 벗긴다 【薄切】 얇게 썬다 【日中】 낮 동안 【曝乾】 햇빛에 바짝 쬐어 말린다 【簸中】 키 안에 넣고 【挼爲粉】 비벼서 가루로 만든다 【篩】 체로 친다 【如常麪】 보통 국수와 같이 【食之可】 먹으면 좋다 【加酥蜜爲醇麪】 연유와 꿀을 넣어 진한 국수로 만든다 【尤精】 더욱 정기를 돋운다.

先祖遺墨 甚多而 선조께서 남기신 필적은 매우 많지만
若畵本則絶無 그림책 같은 것은 전혀 없고
惟此卷人物圖在焉 이 한 권의 인물도가 남아 있을 뿐이다

非凡手倩寫	보통 솜씨로는 이렇게 예쁘게 그릴 수 없다
子孫 當知此寶守	자손들은 마땅히 이를 보배로 알고 잘 간직할지니라
志淳 謹書	지순 삼가 씀

遺 끼칠유 墨 먹묵 甚 심할심 畵 그림화 絶 끊을절 倩 어여쁠천 寫 베낄사 志 뜻지 淳 순박할순 謹 삼갈근

【先祖】 옛 조상. 여기서는 퇴계 선생을 말함 【遺墨】 죽은 후에 남긴 그림이나 필적 【甚多】 매우 많다 【而】 그러나 【若畵本則】 그림책 같은 것은 【絶無】 전혀 없다 【惟此卷人物圖】 오직 이 한 권의 인물도 【在焉】 있다 【非凡手倩寫】 보통 솜씨로는 이렇게 예쁘게 그릴 수 없다 【子孫】 자손들은 【當知此】 마땅히 이런 사실을 알고 【寶守】 보물로 지킨다 【志淳】 퇴계 선생 십세 봉사손奉祀孫 지순공志淳公 【謹書】 삼가 쓴다.

形而上者若無之謂形者神也
合神則不見於氣發歸空道魂為變方於
與之隱隱則形不存矣身勞則神散氣勞則
則神散散則精靈逝矣逝者恐逝斷號者
陽也魂者陰也神能服氣形能食味氣清則神爽形
服氣者千百不死故身飛於天食穀者千百
人之死也形歸於地魂飛於天
源生則同體死則相捐飛沉
木以火焚之烟則上升灰則

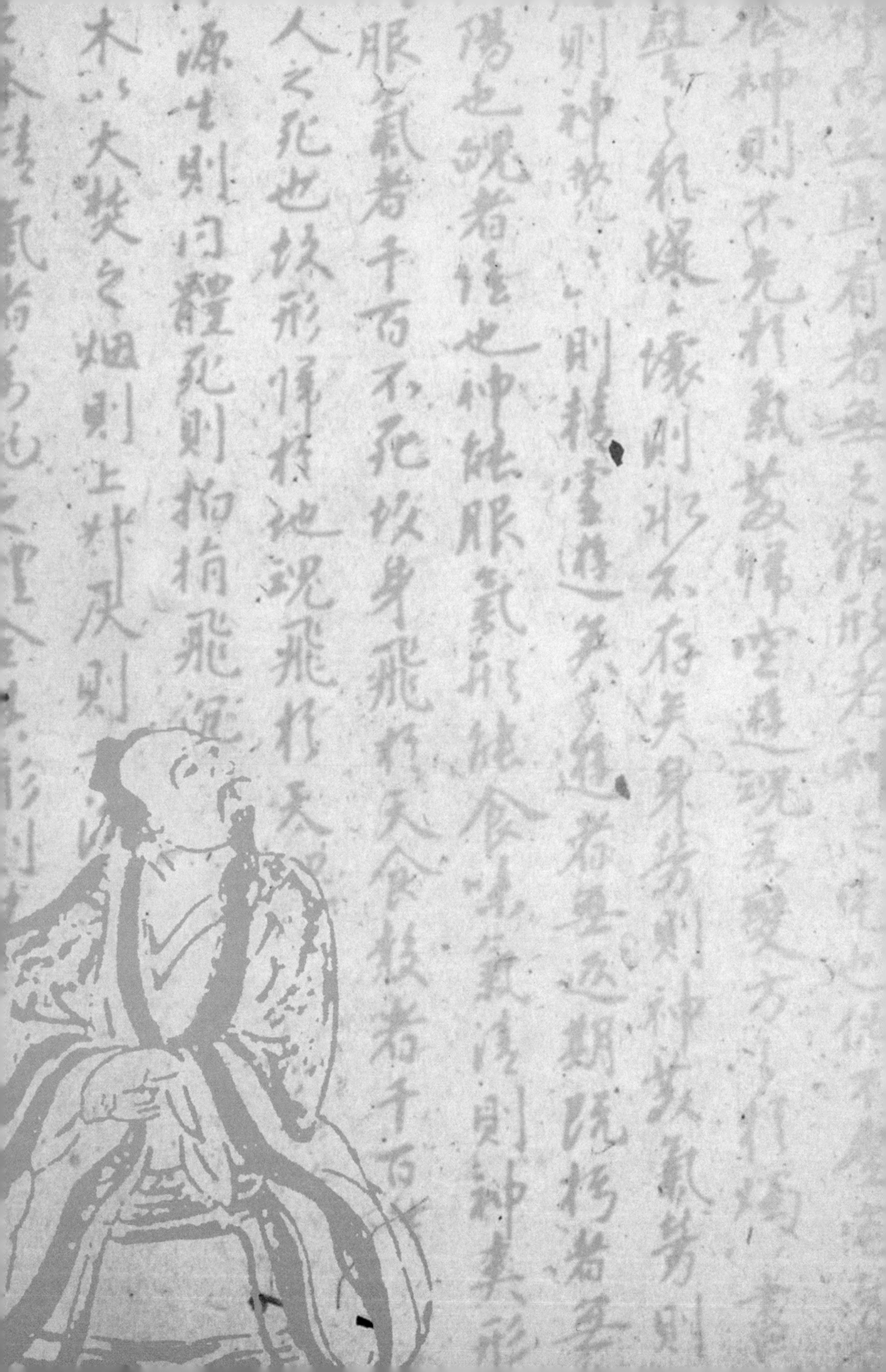

活人心方

退溪先生遺墨

陶山書院

活人心方

退溪先生遺墨

活人心序

昔在太昊之先軒岐未曾有太乙氏之王天下也調燮鴻之烝薄滋味寡嗜慾而修長生久視之道其修養之法已有矣有巢氏搏生咀華以和氣血藥餌之說已有矣陰康氏時水瀆陰凝民疾重墜乃制舞以疏氣血導引之術已有矣故人無夭傷太朴既散民多疾厄厥後軒轅氏作岐伯氏出而有醫藥之方行焉故聖人治於未病之先醫家治於已病之後治於未病之先者曰治心曰修養治於已病之後者曰藥餌曰砭焫雖治之法有二而病之源則一未必不由因心而生也老子曰心為神主動靜從心心為禍本心為道宗靜

則心君泰然百脉寧謐動則血氣昏亂百病相攻是以性靜則情逸心動則神疲守真則志滿逐物則意移意移則神馳、、則氣散、、則病生、、則殞矣雖常俗之語最合於道妙今述其二家之說自成一家新話編為上下二卷目之曰活人心謂常存救人之心欲全人之生同歸於壽域也豈小補哉然世之醫書各家所編者何暇千本紛然雜具徒多無補但此書方雖不多皆能奪命於懸絶雖曰命莫之神也凡為醫者而能察其受病之源而用之止此書一醫道足矣人能行其修養之術而用之止此一書儒道成矣何況不壽求士之於世不可缺焉.

活人心 上

玄洲道人涵虛子 編

臞仙曰古之神聖之醫而能療人之心預使不致於有疾今之醫者惟知療人之疾而不知療人之心是由捨本逐末不窮其源而攻其流欲求疾愈不亦愚乎雖一時僥倖而安之此則世俗之庸醫不足取也殊不知病由心生業由心作蓋陰有鬼神陽有天理報復之機鮮無不驗故有天刑之疾有自戕之疾其天刑之疾也五體不具生而隱宮者生而瘖瘂盲聵者因跌撲而手足折者有生人(人疑當作而)面瘡贅疣疾者凡傳染一切瘵疫之證是也蓋因夙世今生積惡過多天地譴之故致斯疾此亦業原於心也其自戕之疾者調養失宜風寒暑濕之所感酒色財氣之所傷七情六慾生於內陰陽

二氣交於外是謂病生於心害攻於體也今只以人之易知易見者論之且曰人心思火久而體熱人心思水久而體寒悚則髮竪驚則汗瀝懼則肉戰愧則面赤悲則淚出荒則心跳氣則麻痺言酸則垂涎言臭則吐唾言喜則笑言哀則哭笑則貌妍哭則貌媸又若日間有所見夜則魂夢有所思夜則訛語夢交合則精泄致若驚悸氣怒而成疾者則發狂裸體踰垣上屋呼神見鬼歌舞笑哭此皆因心而生也太白真人曰欲治其疾先治其心必正其心然後資於道使病者盡去心中疑慮思想一切妄念一切不平一切人我悔悟平生所為過惡便當放下身心以我之天而合所事之天久之遂凝於神則自然心君泰寧性地平和知世間萬事皆是空虛終日營為皆是妄想知我身皆是

虛幻禍福皆是無有生死皆是一夢慨然領悟頓然解釋
心地自然清淨疾病自然安痊能如是藥未到口病已忘矣
此真人以道治心療病之大法也蓋真人之教也本於天地立
心為生民立命惟心與天一理之所得者獨明而能開人心之
迷惟其心與地一水之所及者獨靈而能滌人心之陋故以一
杯之水而能療醫所不治之疾罔不瘳者寔由於之靈實資
於道之用也苟非其人則以予為妄誕老子曰吾言甚易知
甚易行天下莫能知莫能行是以知我者希則我者貴又曰
上士聞道勤而行之中士聞道若存若亡下士聞道大笑之
不笑不足以為道內觀經曰知道易信道難信道易行道
難行道易得道難得道易守道難守而不失乃可長
生

中和湯

專治醫所不療一切之疾服之保固元氣邪氣不侵萬病不生可以久安長世而無憾也

思無邪　行好事　莫欺心　行方便　守本分

莫嫉妬　除狡詐　務誠實　順天道　知命限

清心　寡慾　忍耐　柔順　謙和

知足　廉謹　存仁　節儉　處中

戒殺　戒怒　戒暴　戒貪　愼篤

知機　保愛　恬退　守靜　陰隲

右三十味㕮咀為末用心火一斤腎水二椀慢火煎至五分連柤不拘時候溫服

和氣丸

忍

心上有刃君子以含容成德
川下有火小人以忿怒殞身

專治大人小兒一切氣蠱氣脹咽喉氣塞胸膈氣悶肚腹氣滿遍身麻痺咬唇切齒瞋目握拳面紅耳赤忽若火燎已上醫所不療之氣並皆治之每服一丸用不語唾嚥下

太白真人曰世人誦經皆欲求福免災往往口與心違徒誦何補是求其外而不求其內也若使念經有益道士盡成仙和尚盡成佛矣予有三部經只六箇字經文雖簡而功德甚大但要正心奉行或人來問余曰一字經忍字是也二字經方便是也三字經依本分是也這三部經不在大藏只在靈

臺方寸中人人皆有不問賢愚不問識字不識字皆可誦若
人能志心受持病亦不生災亦無有自然獲福若不在其
身必在子孫矣

養生之法

脾好音樂夜食多則脾不磨周禮曰樂以侑食蓋脾好音聲
絲竹耳纔聞脾即磨矣是以音聲皆出於脾而夏月夜短
晩飯少喫尤宜忌之恐難消化故也
酒雖可以陶情性通血脈自然招風敗腎爛腸腐脇莫過於
此飽食之後尤宜忌之飲酒不宜麤及速恐傷破肺肺為五
臟之華蓋尤不可傷當酒未醒大渴之際不可喫水及啜茶多
被酒引入腎臟為停毒之水遂腰令腰脚重墜膀胱冷痛兼水
腫消渴攣躄之疾大抵茶之為物四時皆不可多喫令人下焦

虛冷惟飽食後喫一兩盞不妨蓋能消食故也飢則尤宜忌之

凡坐卧處始覺有風宜速避之不可強忍且年老之人體弱內疎風邪易入始初不覺久乃損人故雖暑中不可當風取凉醉後操扇昔有人學得壽之道於彭祖而苦患頭風彭祖視其寢處有穴當其腦戶遂令塞之後遂無患

五味稍薄令人爽神稍多隨其臟腑各有損傷故酸多傷脾辛多傷肝鹹多傷心苦多傷肺甘多傷腎此乃五行自然之理初傷不覺久乃成患不淺

久視傷心損血久坐傷脾損肉久卧傷肺損氣久行傷肝損筋久立傷腎損骨孔子所謂居必遷坐以是故也

人之勞倦有生於無端不必持重執輕仡仡終日惟是閑人多生此病蓋閑樂之人不多運動氣力飽食坐卧經脉不通血脉

凝滯使然也是以貴人貌樂而心勞賤人心閑而貌苦貴人嗜慾
或不時或肆於忌犯飲食珍饈便乃寢臥故常須用力但
不至疲極所貴榮衛通流血脈調暢譬如戶(流水)樞不腐戶樞不蠹
也
臥宜側身屈膝益人心氣覺宜舒展則精神不散蓋舒臥
則招魔引魅孔子寢不尸蓋謂是歟
髮多梳則去風明目故道家晨梳常以百二十為數浴多則損
心腹令人倦怠
寢不言者為五臟如鐘磬不懸則不可發聲睡留燈燭令人神不安
夏一季是人脫精神之時心旺腎衰腎化為水至秋乃凝及冬
始堅尤宜保惜故夏月不問老少悉喫暖物至秋即不患霍亂
吐瀉腹中常暖者諸疾自然不生蓋血氣壯盛也

月令仲夏之月君子齋戒處必掩身毋躁止聲色毋暴怒薄
滋味保致和禁嗜慾定心氣
雖盛暑衝熱若以冷水洗面手即令人五臟乾枯少津液況沐
浴乎凡梡冷物大損人目
茄性玉冷菜瓜雖治氣又能暗人耳目驢馬食之即日眼爛此
等之物大抵四時皆不可食不獨夏季老人尤宜忌之
冬月天地閉血氣藏縱有病亦不宜出汗
昔有三人冒霧早行一人空腹一人食粥一人飲酒空腹者死
食粥者病飲酒者健蓋酒能禦霜露辟邪氣故也路中忽遇
飄風震雷晦冥宜入室避之不爾損人當時未覺久則成患
春夏宜早起秋冬任晏眠晏忌日出後早忌雞鳴前
水之在口曰華池亦曰玉泉黃庭經曰玉泉清水灌靈根子若

修之命長存

胎息論曰凡服食須半夜子後床上瞑目盤坐面東呵出腹內舊氣三兩口然後停息便於鼻內微納清氣數口舌下有二穴通腎竅用舌拄上腭存息少時津液自出灌漱滿口徐徐嚥下自然灌注五臟此爲氣歸丹田矣如子後丑前不及但寅前爲之亦可卧中爲之亦可但枕不甚高可也

漢蒯京年百二十歲日甚壯言朝朝服食玉泉扣齒二七名曰鍊精

後漢王真常嚥舌下玉泉嚥之謂之胎息孫真人曰髮宜多櫛手宜在面齒宜數扣津宜常嚥氣宜精鍊此五者卽黃庭經所謂子欲不死修崑崙爾

熱摩手心熨兩眼每二七遍使人眼目自然無障翳明目去風

無出於此乃純補腎氣也頻拭額上謂之修天庭連髮際二
七遍面上自然光澤如有黑點者宜頻拭之又以中指於鼻
梁兩邊揩二三十數令表裏俱熱所謂灌溉中嶽以潤於
肺以手磨耳輪不拘遍數所謂修其城郭以補腎氣以防聾
聵也

大凡人坐常以兩手按脛左右扭肩數十則血氣通暢不生諸疾

古人以色慾之事譬之凌盃盛湯羽苞畜火可不慎乎

治心

臞仙曰心者神明之舍中虛不過徑寸而神明居焉事物之滑
如理亂棼如涉驚浸或怵惕或懲創或喜怒或思慮一日之間
一時之頃徑寸之地炎如火矣故神弗留則蠹明弗留則耗休休
焉常與道謀而自不覺或曰謹於爲善若嗜慾一萌即不善

也歸而勿納是與良心競也必有忿悁之心起而與我敵以我矜願之意接彼忿悁之心何爲不鬪々々不止而害生矣凡七情六欲之生於心皆如此故曰心靜可以通乎神明事未至而先知是不出戶知天下不窺牖見天道也蓋心如水之不撓久而澄清洞見其底是謂靈明宜乎靜可以固元氣則萬病不生故能長久若一念既萌神馳於外氣散於內血隨氣行榮胃昏亂百病相攻皆因心而生也大槪怡養天君疾病不作此治心之法也

導引法

閉目冥心坐 冥心盤趺而坐 握固靜思神叩齒三十六兩手抱崑崙 又兩手向項後數九息勿令耳聞自此以後出入息皆不可使耳聞 左右鳴天鼓二十四度聞 移兩手心掩兩耳先以第二指壓中指彈擊腦後左右各二十四次 微擺撼天柱 搖頭左右顧肩膊隨動二十四先須握固 赤龍攪水渾 赤龍者舌也以舌攪口齒并左右頰待津液生而嚥 漱津三十六 一云鼓漱 神水滿口勻一口分

三嚥 所漱津液分作三口作汩汩声而嚥之 龍行虎自奔 液為龍氣為虎 閉氣搓手熱 以鼻引清氣閉之少頃搓手令極熱鼻中徐徐乃放氣出 背摩後精門 精門者腰後外腎也合手心摩畢收手握固 盡此一口氣 再閉氣也 想火燒臍輪 閉口鼻之氣想用心火下燒丹田覺熱極即用後法 左右轆轤轉 俯首擺撼兩肩三十六想火自丹田透雙關入腦戶鼻引清氣閉少頃間 兩脚放舒伸 放直兩脚 叉手雙虛托 叉手相交向上托空三次或九次 低頭攀足頻 以兩手向前攀脚心十三次乃收足端坐 以候逆水上 候口中津液生如未生再用急攪取水同前法 再漱再吞津如此三度畢神水九次吞 謂再漱三十六如前一口分三嚥乃為九也 嚥下汩汩響百脈自調勻河車搬運訖 擺肩并身二十四及再轉轆轤二十四次 發火遍燒身 想丹田火自下而上遍燒身體想時口及鼻皆閉氣少頃 邪魔不敢近夢寐不能昏寒暑不能入災病不能迍子後午前作造化合乾坤循環次第轉八卦是良因

訣曰其法於甲子日夜半子時起首行時口中不得出氣唯鼻中微放清氣每日子後午前各行一次或晝夜共

行三次久而自知蠲除疾疫漸覺身輕若能勤苦不怠
則仙道不遠矣

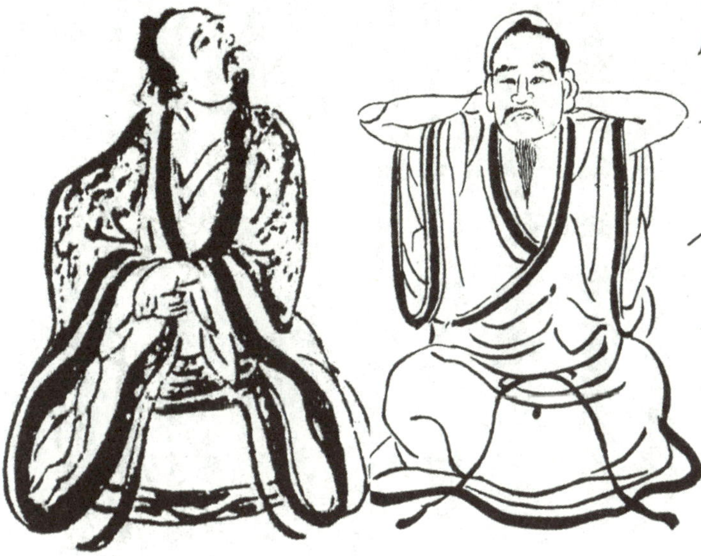

叩齒集神三十
六兩手抱崑崙
雙手擊天鼓二
十四
左右手搖天柱
各二十四

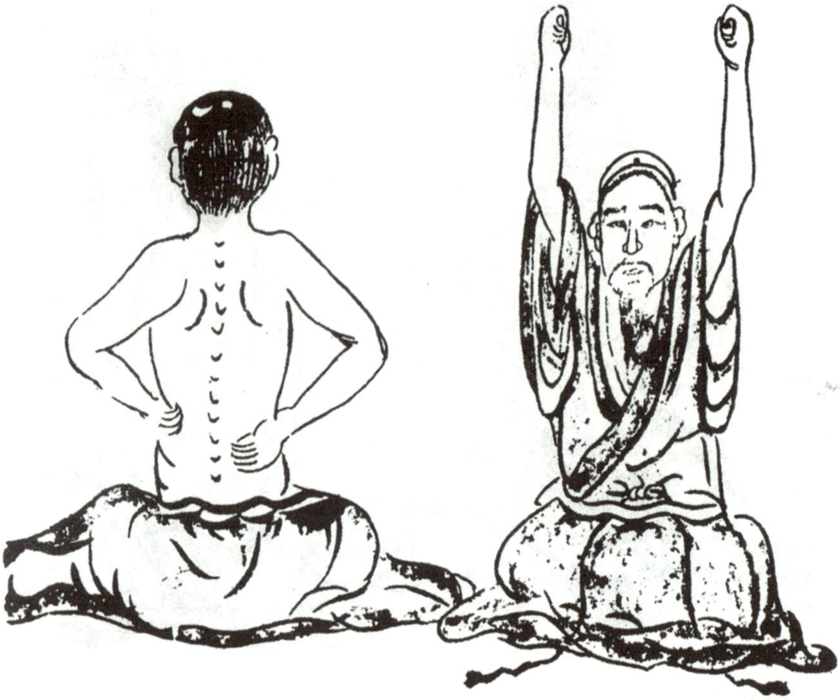

左右舌攪上腭三十六漱三十六分作三口如硬物嚥之然後方得行火

兩手摩腎堂三十六以數多更妙

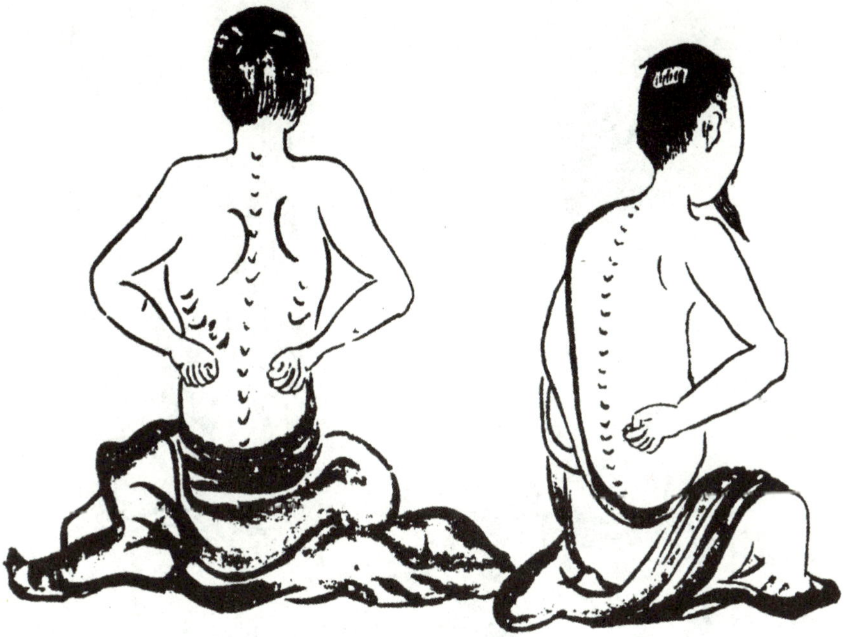

左右單關轆轤各三十六

雙關轆轤三十六

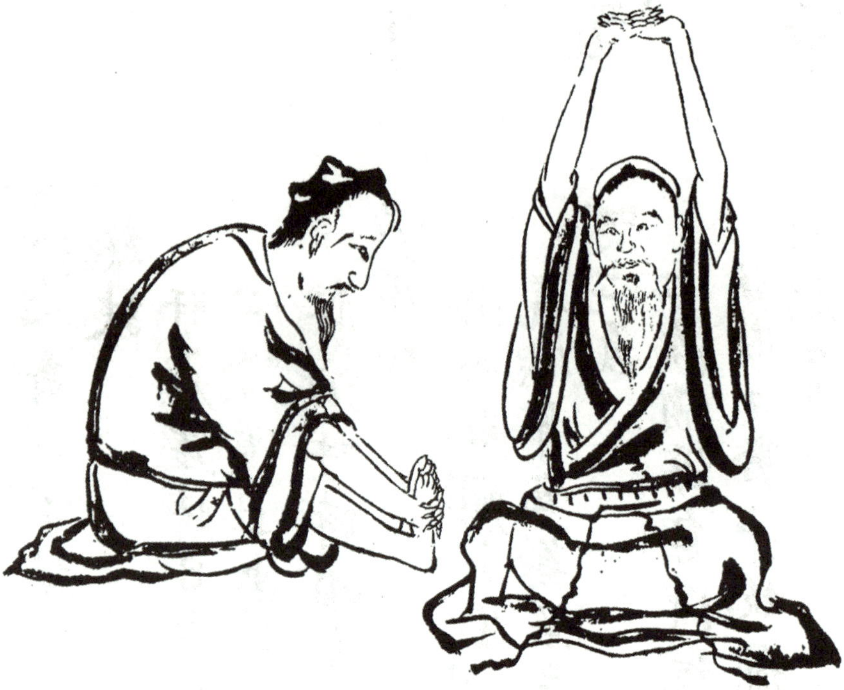

兩手相搓當呵五
呵後叉手托天按
頂各九次

以兩手如鉤向前
攀雙脚心十二
再收足端坐

去病延壽六字訣 其法以口吐鼻取

總訣

肝若噓時目爭精 肺知呬氣手雙擎
心呵頂上連叉手 腎吹抱取膝頭平
脾病呼時須撮口 三焦客熱臥嘻嘻

吹腎氣

腎爲水病主生门 有疾尫羸氣色昏
眉蹙耳鳴兼黑瘦 吹之邪妄立逃奔

呵心氣

心源煩燥急須呵 此法通神更莫過
喉內口瘡并熱痛 依之日下便安和

噓肝氣

肝主龍塗位號心（心字恐誤故不叶韻可見） 病來還覺好酸辛
眼中赤色兼多淚 噓之病去立如神

ᄉᆖᇫ

呬 肺氣

呬呬數多作生涎 胸膈煩滿上焦痰
若有肺病急須呬 用之目下自安然

〮후

呼 脾氣

脾病屬土號太倉 有疾難教盡擇方
瀉痢腸鳴幷吐水 急調呼字次丹成

〮히

嘻 三焦

三焦有病急須嘻 古聖留言最上醫
若或通知去壅塞 不因此法更何如

四季養生歌

春嘘明目木扶肝　夏至呵心火自閑
秋呬定收金肺潤　腎吹惟要坎中安
三焦嘻却除煩熱　四季長呼脾化飡
切忌出聲聞口耳　其功尤勝保神丹

心

可正坐以兩手作拳用力左右互相築各六度又可正坐以一手按腕上一手向下拓空如重石又以兩手相叉以脚踏手中各五六度能去心胸間風邪諸疾關悉爲之良久閉目三嚥三叩齒而止

肝

可正坐以手兩相重按髀下徐緩身左右各三五度又可正坐兩手拽相叉翻覆向胸三五度此能去肝家積聚風邪毒氣餘如上

膽

可平坐令兩脚掌昂頭以兩手挽脚腕起搖動爲之三五度亦可大坐以兩手拓地擧身努腰脊三五度能去腎家之風邪毒氣

脾

可大坐伸一脚屈一脚以兩手向後反掣各三五度亦可跪坐以兩手拒地回顧用力虎視各三五度能去脾藏積聚風邪喜食

肺

可正坐以兩手據地縮身曲脊向上三擧去肺家風邪積勞亦可反拳搥脊上左右各三五度此法去胸膽間風毒閉氣爲之良久閉目嚥液三叩齒爲止

腎

可正坐以兩手上從耳左右引脇三五度亦可及(疑當作反)手著凍拋射

左右同緩身三五度亦可以足前後踏左右各十數度能去
腰腎膀胱間風邪積聚[illegible]如上法
凡欲修養須淨室焚香順溫涼之宜明燥溼之異每夜半後
生氣時或五更睡覺先呵出腹內濁氣或一九止或五六止定
心閉目叩齒三十六通以集心神然後以大拇指背拭目大小
九遍兼按鼻左右七遍以兩手摩令極熱閉口鼻氣然後
摩面不以遍數爲真人起居法次以舌拄上腭漱口中內外
津液滿口作三嚥下〻令入胃存胃神承之如此者〻作是
三度九嚥庶得深溉五臟光澤面目極有力不可輕忽

保養精神

精者神之本氣者神之主形者神之宅也故神太用則歇精
太用則竭氣太勞則絶是以人之生者神也形之托者氣也

若氣衰則形耗而欲長生者未之聞也夫有者因無而生焉形
須神而立焉有者無之館形者神之宅也倘不全宅而安生修身
以養神則不免於氣散歸空遊魂爲變方之於燭燭盡則火不
居譬之於堤堤壞則水不存矣身勞則神散氣勞則命終形
瘦則神斃斃則精靈遊矣遊者無返期既朽者無生理故魂
者陽也魄者陰也神能服氣形能食味氣淸則神爽形勞則氣
濁服氣者千百不死故身飛於天食穀者千百皆死故形歸於
地人之死也故形歸於地魂飛於天魄落於泉水火分散各歸
本源生則同體死則相捐飛沉各異稟之自然行者譬如一根
之木以火焚之烟則上升灰則下沉亦自然之理也夫神明者生
化之本精氣者萬物之體全其形則生養其精氣則性命長存矣

補養飮食

栢湯

栢味苦微溫主吐血衄血痢血崩血久服輕身益氣耐寒暑去濕止飢採取嫩葉線繫垂挂一大甕中紙糊其口經月視之如未乾更閉之至乾取爲末如不用甕只密室中亦可但不及甕中者青翠若見風則黃矣此湯可以代茶夜話飮之尤醒睡飮茶多則傷人耗精氣害脾胃栢湯甚有益尤助幽尚如太苦則加少山芋尤妙

薯蕷酒

薯蕷即山藥一名山芋味甘溫無毒補虛勞羸瘦充五臟煩熱強陰久服耳目聰明輕身不飢延年山薯蒸熟去皮一斤酥三兩同研丸如雞子大投沸酒中一枚用酒半升薯山生者佳取曝十餘日皮皺可用之書云薯涼補於狗大有益於補養

地黃酒

地黃味甘苦涼無毒久服輕身不老一名地髓補五臟内傷不足通血脉益氣力利耳目每米一斗用生地黃三斤同蒸用白麴拌之候熟任意用之大能和血住顔

戊戌酒

每糯米三斗蒸熟用大一隻煮一伏時候極爛擣爲泥連汁與飯同拌要匀方下白麴候熟但空心只飲一盃勝飲常酒一瓶極能補養元氣老人飲之尤佳 然酒本能和血痛飲不過三杯多則傷五臟亂性發狂尤宜忌之

乳粥

牛乳味甘無毒生微寒熟補虛羸止煩渴除風熱潤皮膚養心肺解諸熱風毒用黃牛乳水牛不用凡煮粥半熟去米湯下牛乳代米湯煮之候熟挹置椀中每椀下真酥半兩置粥上鎔如油遍覆粥上食時旋攪甘美無比大助元氣

鹿角粥

鹿角味甘無毒消痺益氣力補精髓強陰用新鹿角一具寸截流水內浸三日刷洗去醒穢以河水入砂罐內以桑葉塞口勿令漏氣猛炭火猛燒時々看候如湯耗旋添熱湯煮一日候角爛似熟芋掐得酥軟即止未軟更煮慎勿漏氣漏氣則難熟取出曝乾爲粉其汁澄濾候清冷以綿濾作膠片㮩盛風中吹乾謂之鹿角粥膠可入藥每粥一椀入角粉五錢塩一匙同攪溫服大能補腦髓益精血尤固元氣

山薯粥

山薯山生者佳園種者無味取去皮擣研爲泥粉每椀粥用二合蜜二匙同炒令凝以匙揉碎候粥熟投攪令匀乃服

山薯麪

取山藷去皮薄切日中曝乾簸中挼爲粉篩如常麪食之
加酥蜜爲醇麪尤精

先祖遺墨甚多而
若畫本則絶無
惟此卷人物圖
在焉非凡手倩
寫子孫當知此
寶守 志淳謹書